医学影像原理与疾病鉴别

主编 周大鹏 池 琦 刘晓勇 李志鹏 张 磊

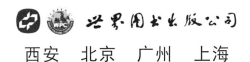

世界图书出版公司

西安 北京 广州 上海

图书在版编目（CIP）数据

医学影像原理与疾病鉴别/周大鹏等主编.—西安：
世界图书出版西安有限公司，2022.9
ISBN 978-7-5192-9932-3

Ⅰ.①医… Ⅱ.①周… Ⅲ.①常见病－影像诊断②常
见病－鉴别诊断 Ⅳ.①R44

中国版本图书馆CIP数据核字（2022）第173159号

书　　名	医学影像原理与疾病鉴别
	YIXUE YINGXIANG YUANLI YU JIBING JIANBIE
主　　编	周大鹏　池　琦　刘晓勇　李志鹏　张　磊
责任编辑	杨　莉
装帧设计	济南睿诚文化发展有限公司
出版发行	世界图书出版西安有限公司
地　　址	西安市锦业路1号都市之门C座
邮　　编	710065
电　　话	029-87214941　029-87233647（市场营销部）
	029-87234767（总编室）
经　　销	全国各地新华书店
印　　刷	山东麦德森文化传媒有限公司
开　　本	787mm×1092mm　1/16
印　　张	11.5
字　　数	196千字
版次印次	2022年9月第1版　2022年9月第1次印刷
国际书号	ISBN 978-7-5192-9932-3
定　　价	128.00元

编委会

◎ **主 编**

周大鹏　池　琦　刘晓勇　李志鹏

张　磊

◎ **副主编**

王福印　贾艳荣　王　锁　李春梅

陆晓玲　田海波

◎ **编　委**（按姓氏笔画排序）

刁晓鹏（青岛大学附属医院）

王　便（青岛大学附属医院）

王　锁（河北省秦皇岛市青龙满族自治县医院）

王福印（河北省眼科医院）

田海波（山东省安丘市凌河街道卫生院）

刘晓勇（昌乐县人民医院）

池　琦（深圳大学附属华南医院）

孙　永（泗水县人民医院）

李志鹏（鄄城县第二人民医院）

李春梅（山东省烟台桃村中心医院）

张　军（青岛大学附属医院）

张　磊（潍坊市妇幼保健院）

陆晓玲（德州市陵城区人民医院）

陈芳玉（天水市中西医结合医院）

周大鹏（青岛大学附属医院）

贾艳荣（鄂尔多斯市中心医院）

盛玉龙（青岛大学附属医院）

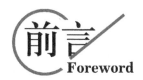
前言
Foreword

　　医学影像学是现代医学的重要分支。自 20 世纪后期到现在,随着 CT 成像、MR 成像、PET-CT 成像等众多新技术的出现,医学影像学得到了迅猛发展,并在临床诊疗活动中起着举足轻重的作用。目前,医学影像学不仅能够提供适时、三维、动态的大体影像解剖学信息,而且能够反映疾病在分子水平的功能和代谢状态,还能够辅助诊断、计划治疗、随访疗效。因此,让广大医务工作人员更好地了解现代医学影像学,合理利用好各种影像诊疗手段,更好地为患者服务,是医学教育中不可忽视的重要任务。鉴于此,我们特邀请国内影像学专家,精心编写了这本《医学影像原理与疾病鉴别》。

　　本书首先对 X 线、CT、MR 成像技术的基本原理、主要检查方法及适应证等内容做了简要介绍;然后从临床表现、病理生理基础、检查方法的选择、疾病的影像学征象、诊断与鉴别诊断等方面对多种常见疾病做出了详细的论述。该书内容翔实,结构严谨,层次分明,配图精美,语言精练,具有较高的可读性,且能直观反映各类常见疾病的不同影像学特征。本书注重科学性、实用性的有机统一,总体上实现了基础与应用、影像与临床、系统与局部的高度结合,是一本集专业性、前沿性和可操作性于一体的影像诊断学书籍,适合各级医院临床医师及各类影像专业工作人员参考、研读。

由于编写时间仓促，经验有限，本书中可能存在某些粗疏、重复或偏颇之处。在此，我们恳请广大读者对本书内容提出宝贵的意见和建议，以便更正和改进。

《医学影像原理与疾病鉴别》编委会
2022 年 5 月

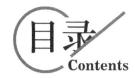

X 线 成 像

第一节　X 线的性质和特性

　　X 线的发生过程是向 X 线管灯丝供电、加热,在阴极附近产生自由电子,当向 X 线管两极提供高压电时,阴极与阳极间的电势差陡增,电子以高速由阴极向阳极行进,轰击阳极钨靶而发生能量转换,其中 1% 以下的能量转换为 X 线,99% 以上转换为热能。X 线主要由 X 线管窗口发射,热能由散热设施散发。X 线是一种波长很短的电磁波,波长范围为 $0.006 \sim 500$ A(1 A$=8 \sim 10$ cm)。目前 X 线诊断常用的 X 线波长范围为 $0.08 \sim 0.31$ A(相当于 $40 \sim 150$ kVA 时),X 线还具有与 X 线成像相关的下列几个特征。

一、穿透性

　　X 线波长很短,具有很强的穿透力,能穿透一般可见光不能穿透各种不同密度的物质,并在穿透过程中受到一定程度的吸收。一方面,X 线的穿透力与 X 线管电压密切相关,电压越高,所产生的 X 线的波长越短,穿透力越强;反之,电压越低,所产生的 X 线波长越长,其穿透力也越弱。另一方面,X 线的穿透性是 X 线成像的基础。

二、摄影作用

　　X 线能使摄影胶片"感光"。经过 X 线照射后,胶片乳胶中溴化银放出银离子,形成潜影,再经显影和定影处理,银离子还原成银粒子而呈黑色。X 线照射较弱或未经 X 线照射的部分,溴化银则由于定影液的作用而部分或全部溶解掉,呈半透明或透明,因而构成一幅反映组织密度不同的影像。

三、荧光作用

X线能使荧光物质发生电离或处于激发状态,在其恢复原状的过程中发出微热光线,利用X线的荧光作用进行透视。

四、感光作用

X线和普通光线一样可使感光材料感光,胶片上产生黑白效果。

五、电离反应

X线可使空气或其他物质发生电离作用,使物质的原子电离为正负离子。X线进入人体时也产生电离作用,使人体产生生物学方面的改变,它是放射防护学与放射治疗学的基础。

X线影像的形成除与X线性质有关外,尚与人体组织的密度和厚度有关。为此,需要引入2个概念。①自然对比:X线透过人体组织后,由于组织密度和厚度不同,在荧光屏或胶片上产生出黑白对比的影像,这种对比称自然对比。②人工对比:人体某些器官或组织缺乏自然对比如腹部器官和脑组织等,所以相互之间不能形成黑白影像对比,从而不能显示出它们的轮廓。为了使缺乏自然对比的器官或组织形成对比,可采用人工方法导入对比剂使之形成对比,这种方法称人工对比或造影。被导入的物质称对比剂。人工对比的应用极大地拓宽了X线检查的范围。

第二节　X线成像的基本原理

X线之所以能使人体在荧屏上或胶片上形成影像,一方面是基于X线的特性,即其穿透性、荧光效应和摄影效应;另一方面是基于人体组织有密度和厚度的差别。由于存在这种差别,当X线透过人体各种不同组织结构时,它被吸收的程度不同,所以到达荧屏或胶片上的X线量即有差异。这样,在荧屏或X线上就形成黑白对比不同的影像。由此可见X线图像的形成是基于以下3个基本条件:首先,X线具有一定的穿透力,能穿透人体的组织结构;第二,被穿透的组织结构,存在着密度和厚度的差异,X线在穿透过程中被吸收的量不同,以致剩余下来的X线量有差别;第三,这个有差别的剩余X线是不可见的,经过显像过程,例如用 X 线片显示,就能获得具有黑白对比、层次差异的 X 线图像。

人体组织结构和器官形态不同,厚度也不一样。厚的部分,吸收 X 线多,透过的 X 线少,薄的部分则相反,于是在 X 线片和荧屏上显示出黑白对比和明暗差别的影像。所以,X 线成像与组织结构和器官厚度也有关。由此可见,密度和厚度的差别是产生影像对比的基础,是 X 线成像的基本条件。而密度与厚度在成像中所起的作用要看哪一个占优势。例如,肋骨密度高但厚度小,而心脏大血管系软组织,为中等密度,但厚度大,因而心脏大血管在 X 线胸片上影像反而比肋骨影像白。

第三节 X线成像的主要检查方法及适应证

一、普通检查

(一)透视

1.荧光透视

荧光透视简称透视,为常用 X 线检查方法。由于荧光亮度较低,因此透视一般须在暗室内进行。透视前须对视力行暗适应。采用影像增强电视系统,影像亮度明显增强,效果更好。透视的主要优点是可转动患者体位,改变方向进行观察;了解器官的动态变化,如心脏、大血管搏动、膈运动及胃肠蠕动等;透视的设备简单,操作方便,费用较低,可立即得出结论等。主要缺点是荧屏亮度较低,影像对比度及清晰度较差,难于观察密度与厚度差别较少的器官,以及密度与厚度较大的部位。例如,头颅、腹部、脊柱、骨盆等部位均不适宜透视。另外,缺乏客观记录也是一个重要缺点。

2.隔室透视

因荧光透视时医师和患者都在暗室内,所以受射线量大,操作不方便。紧接着便出现了隔室透视。因隔着房子透视,医师受射线很少,患者在明室内行动方便,颇受患者和医师欢迎。

3.电视透视

影像增强器能使荧光影像亮度增强 1 000 倍,通过电视摄像机将增强器上影像摄下,并显示在监视器(电视屏)上进行观察,称电视透视。它克服了荧光透视和隔室透视的缺点,成为当代较满意的透视方法。

4.透视适应证

用于观察器官活动,自然对比良好的器官如胸部等,需立即获得检查结果者。

(二)摄影

摄影亦称平片检查。这是应用最广泛的检查方法。优点是成像清晰,对比度及清晰度均较好;不难使密度、厚度较大或密度、厚度差异较小部位的病变显影;可作为客观记录,便于复查时对照和会诊。缺点是每一照片仅是一个方位和一瞬间的 X 线影像。为建立立体概念,常需作互相垂直的两个方位摄影,例如正位及侧位;对功能方面的观察,不及透视方便和直接;费用比透视稍高。

二、特殊摄影

(一)荧光摄影

用 35 mm、70 mm 或 100 mm 的胶片将荧光屏上的影像拍摄下来,这种方法称荧光摄影或间接摄影。适用于体检、预防性检查等。

(二)断层摄影

断层摄影又称分层摄影,体层摄影。基本原理是 X 线管与胶片盒用连杆连接,并以被断层平面高度为支点,X 线曝光时,球管和片盒以支点为中心做相反方向移动,所得照片影像则是被断层面清晰,其余平面影像模糊不清。这种方法称断层摄影。它适用于观察隐藏在结构复杂部位的病变,如肺空洞、骨骼病变、肺内或腹内肿块边界和内部结构的显示等。

(三)静电 X 线摄影

静电 X 线摄影又称干板摄影。X 线透过人体,射到充电的硒金属板上,板上形成"静电潜影",再往"潜影"上喷带电炭末,板上便显出影像。此法不需暗室处理,故又称干板摄影。主要适用于野战 X 线摄影及软组织摄影。

(四)放大摄影

依据几何学原理,被检查部位与 X 线片间距离增加,被检部位影像便直接放大,其放大率—靶片距/靶物距×100%。放大摄影 X 线管焦点应在 0.3 mm 以下。主要适用于硅肺结节和骨纹理早期破坏观察。

(五)记波摄影

利用一种特殊装置(记波器)将人体内脏边缘运动以波的形式记录在 X 线胶

片上,称记波摄影。主要适用于观察心脏,大血管,膈肌和胃的活动。

(六)钼靶 X 线摄影

以钼代替钨做成球管靶面,产生的 X 线较软(波长 0.001～0.020 nm),故又称软线 X 线摄影。它主要适用于软组织病变如乳腺疾病等检查。

(七)高千伏摄影

用 120 kVP 以上管电压进行 X 线摄影,称高千伏摄影。优点是穿透力强,被照物体层次清晰,毫安小,曝光时间短。它主要适用于厚部位,心脏,小儿和危重患者摄影。

(八)X 线电影

用电影摄影机将影像增强器影像记录在 35 mm 胶片上,称 X 线电影。它主要适用于心血管造影和观察器官活动。

(九)快速连续 X 线摄影

利用快速换片装置(AOT 6 张/秒,PUCK 3 张/秒),连续拍摄被照部位,称快速连续 X 线摄影。它主要用于心血管造影等。

三、特殊造影

(一)造影剂分类

1.气体造影剂

常用有空气、氧气、二氧化碳、氮气等。气体造影剂主要用于:如蛛网膜下腔、关节腔、腹腔、后腹膜充气造影等,气体脑室造影现已基本淘汰。CO_2 的溶解度大,不良反应小,吸收快。而空气、O_2 吸收较慢,可引起气栓,应加以注意。行气体造影时,注气前应确认针头不在血管内方可注气,注气压力也不宜过大($20～30$ cmH_2O 为宜)注入速度小于 100 mL/min。

2.硫酸钡($BaSO_4$)混悬性造影剂

$BaSO_4$ 的颗粒度以 2.0 μm 左右为佳,<0.5 μm 或>10 μm 均不适用。造影用 $BaSO_4$ 均为合成品[用 $BaCl_2$ 与 Na_2SO_4 或(NH_4)$_2SO_4$ 反应而成],性质十分稳定,不溶于胃肠液,无毒性。应注意不可使用可溶性硫化钡或亚硫酸钡做造影之用,其原因是这两种物质易溶于胃酸,可引起中毒反应。自然界存在的重晶石主要成分是 $BaSO_4$,但不可直接药用。临床使用的 $BaSO_4$ 混悬造影剂常添加适量的分散剂、矫味剂(如阿拉伯胶、羧甲基纤维素、西黄蓍胶)而制成低黏度、高浓度的混悬剂。用法:①稠钡剂,硫酸钡与水之重量比为($3～4$):1,呈糊状。适用于检查食管及胃黏膜。②钡餐用混悬剂,硫酸钡与水之重量比为 1:(1~2),每次用硫酸钡 100~150 g,温开水 250 mL 和适量黏稠剂。适用于胃肠道造影。③钡灌肠用混悬剂,硫酸钡与水重量之比为 1:4,一次量为硫酸钡 250~300 g,加温开水 1 000~1 200 mL 及适量助悬剂调匀。④硫酸钡浆,含 50% 硫酸钡的中药白芨或西黄蓍胶的胶浆。适用于支气管及膀胱等器官造影。对食管穿孔、食管气管瘘、胃肠道穿孔、急性胃及小肠出血、肠梗阻等均应禁用。

3.油性造影剂

(1)碘化油:别名碘油,为碘与植物油(如罂粟子油、胡麻子油等)结合而成的有机碘化物。颜色为淡黄至黄色黏稠油状液,微有似蒜臭味,不溶于水及体液。含碘量为 37%~41%,适用于支气管、输卵管、窦道、瘘管、泪道、淋巴管造影等。超液化碘油在结构上用乙酯替代一般碘油中的甘油酯,极大增加了水溶性,这种经改良的碘油除应用于淋巴管造影外,还用于肝癌等肿瘤的栓塞治疗。

(2)碘苯酯(通用名 Iophendylate):化学名为 10-对碘苯基十一酸乙酰及邻、间位碘苯基十一酸乙酯的混合。特点为黏稠液体,微溶于水,易溶于乙醇,常用于脊髓,神经根,脊椎关节造影。一次用量 3~6 mL,有时可引起头痛、背痛、蛛网膜炎等不良反应。本品在椎管内吸收速度较慢,消失速度约每年 1 mL,故目前已很少使用。

(3)丙碘酮:通用名为 propyliodone;其他名为碘吡酮乙酸酯;化学名为 1、4-二氢-3、5-二碘-4-氧代吡啶-1 基醋酸丙酯。分子式为 $C_{10}H_{11}I_2NO_3$,Mw=447.011。特点为白色结晶状粉末,几乎不溶于水,通常制成 60% 油悬液或 50% 水混液。主要适用于支气管造影(有活动型肺结核也适用)。本品能在肺内完全被吸收,为较理想的支气管造影剂。成人支气管造影用量 12~18 mL。LD_{50}(小鼠口服)>10 g/kg。

4.口服胆囊造影剂

基本特点为简单、安全、检查时间较长。口服后 12~15 小时胆囊显影最佳,对胆囊炎,胆囊阴性结石诊断较可靠。对胆管显影不充分,且受肠道吸收过程影响是其缺点。

有严重黄疸、血中胆红素>6 mg 及急慢性肝、肾功能衰竭者禁用。此类药结构上除碘阿芬酸外,多数口服胆囊造影剂的基本化学结构为仅是 1、3 位上 R_1、R_3 侧链基团有细小差异。

口服胆囊造影剂主要包括以下几种:碘番酸、碘普酸钠(钙)、丁碘苄丁酸、碘西他酸、碘普罗酸、碘苏美克酸、碘阿芬酸等。

5.静脉胆道造影剂

基本特点是作用快,注射 10～20 分钟后胆管可显影;30 分钟显影最好,而胆囊在 2.0～2.5 小时后显影最清楚。主要用于口服胆囊造影不显影者;患有胃肠道疾病吸收不良;胆囊已切除等。静脉胆系造影剂均为苯甲酸二聚体结构;不同的静脉胆系造影剂仅是 R 基团的细小差别。主要包括以下几种:胆影葡胺、苷氨碘苯酸、碘托(西)酸、碘磺拉胺、碘沙酸。

6.水溶性有机碘造影剂

水溶性有机碘造影剂主要包括以下五类。

(1)离子型单体造影剂:泛影酸钠注射液、泛影葡胺注射液、异泛影酸、甲基泛影酸、醋碘苯酸钠。

(2)离子型双酸二聚体造影剂:碘卡明。

(3)低离子型单酸二聚体造影剂:碘克酸。

(4)非离子型单体造影剂:甲泛糖胺、碘帕醇、碘普罗胺、碘海醇、碘佛醇、碘潘托、碘多海克索。

(5)非离子型二聚体造影剂:碘曲伦。

类似的非离子型二聚体造影剂还有碘狄克赛醇、碘的可和碘酞硫。

(二)造影检查方法

1.直接引入

包括以下几种方式。

(1)口服法:食管及胃肠钡餐检查。

(2)灌注法:钡剂灌肠,支气管造影,逆行胆道造影,逆行泌尿系统造影,瘘管、脓腔造影及子宫输卵管造影等。

(3)穿刺注入法:可直接或经导管注入器官或组织内,如心血管造影、关节造影和脊髓造影等。

2.间接引入

造影剂先被引入某一特定组织或器官内,后经吸收并聚集于欲造影的某一器官内,从而使之显影。它包括吸收性与排泄性两类。吸收性如淋巴管造影;排泄性如静脉胆道造影或静脉肾盂造影和口服法胆囊造影等。前两者是经静脉注入造影剂后,造影剂聚集于肝、肾,再排泄入胆管或泌尿系统内。后者是口服造影剂后,造影剂经肠道吸收进入血液循环,再到肝胆并排入胆囊内,即在蓄积过程中摄影,现已少用。

(三)检查前准备造影反应的处理

各种造影检查都有相应的检查前准备和注意事项。必须严格执行,认真准备,以保证检查效果和患者的安全。应备好抢救药品和器械,以备急需。

在造影剂中,钡剂较安全,气体造影时应防止气栓的发生。静脉内气栓发生后应立即将患者置于左侧卧位,以免气体进入肺动脉。造影反应中,以碘造影剂过敏较常见并较严重。在选用碘造影剂行造影时,以下几点值得注意:①了解患者有无造影的禁忌证,如严重心、肾疾病和过敏体质等。②作好解释工作,争取患者合作。③造影剂过敏试验,一般用 1 mL 30%的造影剂静脉注射,观察 15 分钟,如出现胸闷、咳嗽、气促、恶心、呕吐和荨麻疹等,则为阳性,不宜造影检查。但应指出,尽管无上述症状,造影中也可发生反应。因此,关键在于应有抢救变态反应的准备与能力。④做好抢救准备,严重反应包括周围循环衰竭和心脏停搏、惊厥、喉水肿、肺水肿和哮喘发作等。遇此情况,应立即终止造影并进行抗休克、抗过敏和对症治疗。呼吸困难应给氧,周围循环衰竭应给去甲肾上腺素,心脏停搏则需立即进行心脏按压。

第四节 X线成像的数字化新进展

一、CR 系统

(一)成像原理

将透过人体的 X 线影像信息记录在影像板(IP)上,经过读取、处理和显示等步骤,显示出数字化图像。

(二)图像处理

CR 图像可在一定范围内调节,包括以下几种方式。

(1)灰阶处理。

(2)窗位处理。

(3)数字减影血管造影(时间减影)处理。

(4)X 线吸收率(能量)减影处理。

(三)优点

(1)实现常规 X 线摄影信息数字化。

(2)提高图像的分辨、显示能力。

(3)采用计算机技术实施后处理功能,增加显示信息层次。

(4)降低常规 X 线摄影辐射量。

(四)缺点

(1)时间分辨率较差。

(2)空间分辨率不足。

二、DR 系统

(一)成像原理

1.硒鼓方式
以硒鼓为检测器的数字 X 线摄影。

2.DDR 检测器
成板形固定于胸片架或检查床的滤线栅中。

3.电荷耦合器件(CCD)
摄像机阵列方式。

(二)优点

(1)空间分辨率高。

(2)信噪比高。

(3)省去 IP 转换。

(4)直接成像。

(5)曝光量小。

(6)探测器寿命长。

(三)缺点

(1)不能与原 X 线设备匹配。

(2)不能灵活搬动。

第二章

CT 成 像

第一节　CT 成像的基本原理

CT 扫描机的成像过程为:X 线管发出 X 线→穿过人体→探测器采集数据→计算机进行数据处理→图像重建→输出图像。X 线管发出的 X 线经准直器准直后成为一窄束 X 线,这一窄束 X 线对人体的某一特定层面从各个角度进行投射。透过人体的射线由探测器进行接收后进行光电模/数转换,将模拟信号转换成数字信号后,送到计算机进行数据处理,处理后的数据进行图像重建。重建的图像再经数/模转换器变成模拟信号,最后显示在监视器,或传输给多幅照相机摄片和传输给光盘、磁盘等进行储存。

一、X 线产生

首先由操作人员在控制台上输入信息向计算机发出指令,计算机接收指令后,其中央处理器输出"产生 X 线"的指令。经单总线、缓冲寄存器、X 线产生电路,送到产生 X 线高压电路。高压发生器收到该信号以后产生高压加在 X 线管的两端,这一高电压使 X 线管产生 X 线。当计算机的中央处理器发出"X 线停止"的指令后,该信号经单总线、X 线停止指令电路传送给高压初级电路。高压初级电路在收到停止发送 X 线的指令以后,切断高压,X 线管停止发出 X 线。

二、数据采集

CT 扫描机在进行扫描时,分布均匀的一束 X 线穿过人体时,由于人体各个部位、组织、器官之间厚度、密度的差异很大,使得 X 线的衰减不一致。这种 X 线衰减不一致就代表了人体被扫描部位其内部结构的信息,该信息是人眼看不见的"X 线图像"信息。该信息由探测器接收,并被输送到计算机进行处理。

三、数据处理

探测器接收的"X线图像"信息被转换成与X线量成正比的电流,该电流被称为模拟信号。这些模拟信号经过模/数转换器转换成数字信号,成为数字数据。为获得较准确的重建图像数据,在进行图像重建之前,用计算机对这些数据进行处理,处理方法如下所述。

(一)减除空气值和零点漂移值

由于探测器在电子电平上工作,此工作环境为非真空状态,它必然存在一定的空气值,需将此值扣除。在数据收集和转换时,探测器常常发生零点漂移,为得到准确的重建图像数据,需将此零点漂移加以校正。

(二)线性化

对X线束硬化效应进行校正,称为线性化。穿过扫描部位的X线应尽量接近单色射线,以减少硬化效应的影响,但实际上线束硬化效应仍然存在。

(三)X线束硬化效应

X线束硬化效应是指低能X线比高能X线衰减快的现象。在连续不断的X线穿过人体各个扫描部位时,X线在同一密度和厚度的扫描部位中,X线的衰减与扫描部位的厚度成正比,即当扫描部位的厚度增加时X线的衰减也增加。由于低能X线比高能X线的衰减大,因此,低能X线很快被衰减掉。由于存在着X线束硬化效应现象,因此在X线穿过人体某一均匀的部位后X线吸收曲线接近高能,使人体该部位的实际厚度变薄。用事先制定好的相应校正曲线表,由模/数转换器对X线束硬化效应进行校正,并且对每一个探测器校正。应将该校正用的线性表编写成文件储存在数据库中。

(四)正常化

正常化是指对扫描数据的总和进行检验和校正。在对人体同等密度的部位进行CT扫描时,每条X线或一束X线在同一次扫描中与环绕人体被扫描部位在不同方向上进行扫描,所采集到的数据经内插的总和应相等。

四、图像重建

(一)数据的传输与处理

采集到的信息被转变成数字数据之后,按序被输送到模/数微处理器,并在模/数微处理中进行减除空气和零点漂移值、线性化和正常化处理。处理后的数字数据经存储器被送到摺积器中,用重建滤波器对数字数据进行摺积处理。摺积后的数字数据经存储器被送入反投影器,并在其中进行反投影计算。反投影后的数字数据被填入事先设置在存储器内的矩阵像素中,并利用该数字数据形成人体该部位的扫描数字图像。

(二)显示图像

经探测器、密度和窗宽对数字图像进行控制后,使要显示的部位显示得更加清晰,它们可被记录在磁带或磁盘上,还可用激光型多幅照相机摄片。数字图像由显示制器将其转变成模拟图像,即所有的像素都被转变成为电流,并将其显示在视频监视器上,或用多幅照相机把视频监视器上的图像摄片,供医师诊断。

第二节 CT成像的主要检查方法及适应证

一、平扫

平扫是不注射对比剂的扫描。一般多做横断面扫描,偶尔也做冠状面扫描。检查时患者要制动。腹部扫描时患者需口服对比剂以区别肠管与病变。

二、增强扫描

增强扫描指血管内注射对比剂后的扫描。根据扫描方法的不同分为常规增强扫描、延迟扫描和多期增强扫描。增强扫描的目的在于显示病变的血供情况,勾画肿瘤的轮廓,区别病变组织与正常组织,发现平扫不能显示的微小病变,以及对病变进行鉴别诊断。目前临床已广泛应用于各系统病变的检查。

三、造影扫描

造影扫描是在对某一器官或结构进行造影后再行扫描的方法,如脊髓造影CT、血管造影CT等。

四、特殊扫描

(一)高分辨率CT扫描

高分辨率CT扫描采用薄层,中、高或极高分辨率重建(或骨算法重建),可得到组织的细微结构图像。临床用于肺部弥漫性间质性病变及小结节病变等的

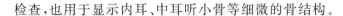

检查,也用于显示内耳、中耳听小骨等细微的骨结构。

(二)CT 血管造影

CT 血管造影是指静脉注射对比剂后,在循环血中及靶血管内对比剂浓度达到最高峰的时间内,进行 MSCT 扫描,经计算机最终重建成靶血管数字化的立体影像。

(三)CT 灌注成像

CT 灌注成像能够反映组织的微循环及血流灌注情况,获得血流动力学方面的信息,主要应用于脑梗死的诊断及缺血半暗带的判断,也应用于心、肝、肾、肺病变的诊断。

五、螺旋 CT 的图像处理

(一)CT 三维图像重建

三维 CT 是将螺旋 CT 扫描的容积资料在工作站 3D 软件支持下合成三维图像,此图像可 360°实时旋转,以便从不同角度观察病灶,利用减影功能,可以有选择地去除某些遮掩病灶的血管和骨骼。临床主要用于头颅、颊面部、膝、骨盆等部位的检查。

(二)CT 多平面重组

CT 多平面重组是指在任意平面进行分层重组,能从多个平面和角度更为细致地分析病变的内部结构及其与周围组织的关系,已在临床上广泛应用。

(三)CT 仿真内镜技术

CT 仿真内镜技术是利用计算机软件功能,将 CT 容积扫描获得的图像数据进行处理,重建出显示空腔器官表面的立体图像,类似纤维内镜所见。

六、CT 对比剂

(一)对比剂的分型

CT 对比剂多为水溶性碘对比剂,均为三碘苯环的衍生物。根据其结构可分为离子型与非离子型。常用离子型 CT 对比剂为 60%泛影葡胺,常用非离子型 CT 对比剂有碘普罗胺(优维显)等。目前主要应用非离子型对比剂。

(二)对比剂的作用原理及临床应用

在 CT 检查中,对比剂应用十分广泛。CT 平扫发现占位性病变时一般需增强扫描,目的是提高病变组织同正常组织的密度差,以显示平扫上未被显示或显示不清的病变,通过病变有无强化或强化类型,对病变做定性诊断对于血管性病变,增强扫描可直接显示畸形血管的情况,对诊断有决定性作用。椎管内注入对比剂CT扫描,可清晰勾画出蛛网膜下腔的形态、大小等,有利于椎管内病变的定位、定性诊断。上腹部CT扫描时常规口服1‰～2‰的对比剂充盈胃和小肠,减少气体伪影,以鉴别肠管和肿物。盆腔扫描常规清洁灌肠后用1‰～2‰对比剂保留肛肠,直接显示大肠的情况及其与周围器官的关系。

(三)对比剂的不良反应及处理

(1)轻度反应:灼热感、气急、恶心、呕吐和麻疹等。短时休息或对症治疗即可好转。

(2)严重反应:哮喘、喉部水肿、周围循环衰竭等。停止造影,实行抗休克和抗过敏治疗,心跳停止应行体外心脏按压等。

第三节　CT 检查前的准备与检查步骤

一、CT 检查前准备

为使 CT 检查取得较好的效果,扫描前的准备工作必不可少。检查前的主要准备有以下几个方面。

(一)了解病情

扫描前应详细询问病史,了解患者携带的有关影像学资料和实验室检查,以供扫描时定位及诊断时参考。

(二)做解释工作

对患者耐心做好扫描说明解释工作,以消除其顾虑和紧张情绪。

(三)胃肠道准备

腹部、盆腔、腰骶部检查者,扫描前一周,不做胃肠道钡剂造影,不服含金属的药物,如铋剂等。扫描前两日少吃多渣食物。腹部检查前4小时禁饮食,扫描前口服对比剂,使胃肠道充盈。盆腔检查前晚口服甘露醇等泻剂清洁肠道,若行清洁灌肠更佳;扫描前2小时口服对比剂充盈肠道。

（四）制动

根据不同检查部位的需要,确保检查部位的固定,是避免漏扫及减少运动伪影的有效措施。另外,胸腹部检查前应做好呼吸训练,使患者能根据语音提示配合平静呼吸或吸气、屏气;腹部检查前可口服或肌内注射 654-2 注射液 20 mg 以减少胃肠道蠕动;喉部扫描时嘱患者不要做吞咽动作;眼部扫描时嘱患者两眼球向前凝视或闭眼不动;儿童或不合作的患者可口服催眠剂 10% 水合氯醛 0.5 mL/kg（不超过 10 mL）以制动。

（五）除去金属物品

摆位时去除扫描范围内患者穿戴及携带的金属物品,如钥匙、手机、发卡、耳环、项链、金属拉链、义齿、带金属扣的皮带、硬币、带金属的纽扣等,以防伪影产生。

（六）增强扫描及造影检查准备

行增强扫描及血管造影检查的患者检查前 4 小时禁食、水,以防发生变态反应时出现呕吐或呛咳而将胃内容物误吸入肺;检查前应询问有无过敏史,并做碘过敏试验,试验阴性者请患者或家属在碘对比剂检查说明书上签名。少数低渗型非离子型对比剂变态反应发生率极低,不需做变态反应,但应在增强或造影过程中严密监控,以防意外。

（七）注意监护

危重患者检查时,需请临床科室的医护人员陪同并监护。

（八）防尘

患者更衣、换鞋或穿着鞋套进入扫描室,以防灰尘带入机房,进入机器内部。

（九）注意患者家属防护

患者家属非特殊情况下不要滞留在扫描室内,以避免辐射线损伤。

二、CT 检查步骤

（一）患者的接待与登记

仔细审查 CT 检查申请单是否填写完整,检查部位是否明确和符合要求,并根据病情的轻、重、缓、急和本部门的工作流程合理安排患者的检查时间。给患者做好解释和说明工作以便做好配合,通知患者做好检查前准备。由专门人员进行检查项目的登记和归档。

(二)输入患者的一般资料与扫描相关信息

将患者的姓名、性别、出生年月、CT 号等资料输入 CT 机。有放射科信息系统(RIS)和图像存储与传输系统(PACS)的医院,输入患者资料由工作列表完成。选择扫描方向和患者的体位;如果是增强扫描,要注明 C+,其他特殊扫描方式,必要时也注明。

(三)患者体位的处置

根据检查的要求确定是仰卧还是俯卧,头先进还是足先进;根据检查的需要采用适当的辅助装置,固定检查部位;按不同检查部位调整检查床至合适位置,开启定位指示灯,将患者送入扫描孔内。

(四)扫描前定位

定位就是确定扫描的范围,通常先进行定位像扫描,即球管与探测器位置不变,曝光过程中,检查床载患者匀速移动,扫描图像类似高千伏摄影平片。在该定位像上制订扫描计划,确定扫描范围、层厚、层距等。定位较明确的部位(如颅脑),也可利用定位指示灯直接从患者的体表上定出扫描的起始位置,该方法节省时间,缺点是不如通过定位像定位准确。

(五)扫描

选择扫描条件,设计扫描程序,按下曝光按钮。在整个扫描过程中,要密切观察每次扫描的图像,必要时调整扫描的范围或做补充扫描,如肺内发现小病灶,最好加扫小病灶部位的高分辨力 CT。

(六)照相和存储

根据不同的机器情况照相可自动照相或手工照相。自动拍摄是指在 CT 机上可预先设置,扫描完毕 CT 机会自动根据设置依次将所有扫描的图像拍摄完成。手工拍摄是扫描完成后,由人工手动照相。一般扫描完毕的 CT 图像都暂存于 CT 机的硬盘上,如需永久存储,可选择磁带、光盘等存储介质。

三、CT 检查注意事项

主要注意事项有以下几个方面。

(1)CT 检查必须注意放射线的防护,要正确、合理地应用 CT 检查,避免不必要的曝光。对育龄妇女及婴幼儿更应严格掌握适应证,非特殊必要,孕妇禁忌 CT 检查。CT 机及机房本身结构需达到防护标准,以减少被检者、工作人员和与 CT 机房相邻地区人员的 X 线辐射剂量。重视个人防护,减少被检者、工作人员的受照剂量。

（2）应认真了解病史、其他检查结果及既往影像检查资料，借以指导本次检查，以免检查范围或扫描参数设置不当。

（3）增强扫描使用的碘对比剂量较大，注射速度快，有引起不良反应甚至变态反应的可能，碘过敏试验阳性者禁忌增强扫描。过敏体质的患者可选用非离子型对比剂以减少不良反应，使用过程中要严密观察，一旦出现变态反应应及时处理、抢救，否则可能危及生命。为避免迟发型变态反应的发生，检查后应让患者留 CT 室观察 30 分钟后再离开。CT 室应常备必需的急救药品、器械，以备抢救之用。注意药品的有效期，定时添补更新。

（4）危重患者，过多搬动有生命危险者，临床应先控制病情，可待病情较为稳定后再做 CT 检查。对危重患者的搬动及检查应迅速、轻柔，检查以满足诊断需要为标准，不宜苛求标准延误抢救时间。

第三章

MR 成 像

第一节　MR 的基本原理

生物体组织能被电磁波谱中的短波成分（如 X 线）穿透，但能阻挡中波成分如紫外线、红外线及微波。令人惊讶的是，人体组织允许磁共振产生的长波成分如无线电波穿过，这是磁共振能用于临床的基本条件之一。

磁共振（MR）实际上是指核磁共振（NMR）。由于害怕"核"字引起某些人的误解与疑惧，目前通称为磁共振（MR）。磁共振成像简称 MRI。核子自旋运动是自然界的普遍现象，也是磁共振的基础。1946 年美国科学家 Bloch 与 PurCEll 几乎同时独立地完成了磁共振试验，这一科研成果获得了 1952 年诺贝尔物理学奖。自从揭示了"化学位移"现象以来，磁共振学迅速发展起来。1967 年 Jasper Jackson 在活的动物身上首次获得 MR 信号，1972 年 Lautebru 利用水模成功地获得了氢质子二维的 MR 图像，从八十年代开始 MR 进入了医学临床应用阶段。

根据 19 世纪的 Gauss 学说，电与磁是一回事，可统称为电磁。电荷沿一导线运动或质子沿轴自旋即可产生磁场，而导线切割磁力线又可产生电流。自然界任何原子核的内部均含有质子与中子，统称核子，都带正电荷。核子像地球一样具有自旋性，并由此产生自旋磁场。具有偶数核子的许多原子核其自旋磁场相互抵消，不能产生磁共振现象。只有那些具有奇数核子的原子核在自旋中才能产生磁矩或磁场，如 ^{1}H（氢）、^{13}C（碳）、^{19}F（氟）、^{31}P（磷）等。因此，可被选用为磁共振成像术中的靶子，而氢原子更是其中的佼佼者。氢原子是人体内数量最多的物质，原子核中只含 1 个质子而不含中子，最不稳定，最易受外加磁场的影响而发生磁共振现象，所以现阶段临床应用的磁共振成像主要涉及氢质子。氢质子带 1 个正电荷,又能自旋,其周围自然形成一个小磁场,整个氢原子核实际上是一个自旋的小磁体。"核"的意思是指磁共振成像主要涉及原子核(尤其是氢原子核),与核周围的电子层关系不大。"磁"有两个含义:①磁共振过程发生在一个巨大外磁体的孔腔内,它能产生一个恒定不变的强大的静磁场(B_0)。②在静磁场上按时叠加另外一个小的射频磁场以进行核激励并诱发磁共振(B_1);还要叠加一个小的梯度磁场以进行空间描记并控制成像。"共振"是借助宏观世界常见的自然现象来解释微观世界的物理学原理。例如,一个静止的音叉在另一个振动音叉的不断作用下即可能引起同步振动,先决条件是两个音叉固有的振动频率相同。核子间能量的吸收与释放亦可引起共振,处于低能级的氢质子吸收的能量恰好等于能级差即跃迁到高能级水平,释放的能量恰好等于能级差又可跌落回低能级水平,核子这种升降波动是在一个磁场中进行的,故称为"核-磁共振"(图 3-1)。

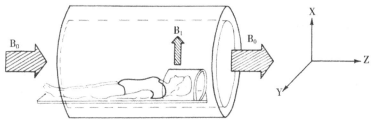

图 3-1　磁共振示意图

从人体进入强大的外磁场(B_0),到获得清晰的 MR 图像,人体组织与受检部位内的每一个氢质子都经历了一系列复杂的变化。①氢质子群体的平时状态:在无外磁场 B_0 的作用下,平常人体内的氢质子杂乱无章地排列着,磁矩方向不一,相互抵消。②在外加磁场中的氢质子状态:人体进入强大均匀的外加磁场 B_0 中,体内所有自旋的混乱的氢质子,其磁矩将重新定向,按量子力学规律纷纷从杂乱无章状态变成顺着外磁场磁力线的方向排列,其中多数与 B_0 磁力线同向(处于低能级),少数与 B_0 磁力线逆向(处于高能级),最后达到动态平衡。③通过表面线圈从与 B_0 磁力线垂直的方向上施加射频磁场(RF 脉冲),受检部位的氢质子从中吸收了能量并向 XY 平面上偏转。④射频磁场(RF 脉冲)中断后氢质子放出它吸收的能量并回到 Z 轴的自旋方向上。⑤释出的电磁能转化为MR 信号。⑥在梯度磁场(由梯度线圈发出)辅助下 MR 信号形成 MR 图像。

一、氢质子群体的平时状态

某些原子核(如氢原子核)可以看成是一个具有自旋能力的小星球,因为它带有电荷,自旋进动必然产生磁矩声,$\vec{U}$ 代表着该原子核周围小磁场的大小与方向。由这种磁偶极产生的小磁场颇似一个旋转着的小磁棒(图 3-2)。平时人体内的氢原子核处于无规律的进动状态,无数的氢原子核杂乱无章地进动着,漫无方向地排列着,其磁矩与角动量相互抵消,整个人体不显磁性。

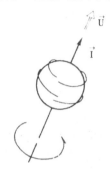

图 3-2 磁偶极产生的小磁场示意图

二、在外加静磁场中的氢质子状态

人体进入强大均匀的磁体空腔内,在外加静磁场 B_0 的作用下,原来杂乱无章的氢原子核一齐按外磁场方向排列并继续进动,整个人体组织处于轻度磁化状态(图 3-3)。由于氢质子的自旋量子数 $I=1/2$,只有两种基本的排列方向,一是顺向排列(向上自旋),二是逆向排列(向下自旋),前者与静磁场磁力线方向相同,相应的磁化量子数 $m=+1/2$,处于低能级状态;后者与静磁场磁力线方向相反,相应的量子数 $m=-1/2$,处于高能级状态。在静磁场中氢质子自旋矢量的方位角 $\theta = \text{arc Cos } m\sqrt{I(I+1)}$。

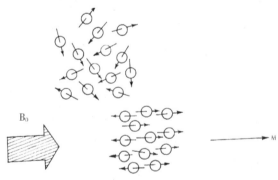

图 3-3 原子活动示意图

在静磁场中自旋(磁动量)矢量有一个转矩或电偶,它们环绕静磁场的纵轴进动,其速率可用 Larmor 公式算出:

$$f＝\omega/2\pi＝\gamma B_0/2\pi$$

其中 f 为共振频率(Hz)，ω 为每秒的角频率(弧度)，γ 为旋磁比，B_0 为静磁场。对每一种原子核来说 γ 是一个常数。

一大群原子核在静磁场中进动，每一个原子核的磁矩其位相是杂乱无章的。也就是说，它们在进动的圆环中其磁化矢量的顶端处于不同的位置，但联合起来可形成一个总的磁矩 $\vec{M}$。这个净磁矩 $\vec{M}$ 是接收线圈产生 MR 信号的根据。

对 MR 成像作用最大的核子是质子，尤其是氢质子。因为它在人体内数量最大，其重量小而磁动量大，在水溶液中氢原子核的数量级为 $10^{23}/cm^3$，其中半数以上与静磁场 B_0 的磁力线方向相同，处于低能级状态。每个氢原子核磁矩的总矢量($\sum$)可用以下公式计算：

$$\vec{M}＝\sum P_i\mu_i$$

公式中 $\vec{M}$ 为净磁矩，μ_i 为氢原子核的磁矩，P_i 为氢原子核的数量。由于能量差极小，因此在两个能级状态中自旋＝1/2 的氢原子核数目基本相等。例如在 1.5 T 的静磁场中处于同向低能级状态的氢原子核比处于逆向高能级状态者仅多 1×10^{-5}。

在低能级与高能级状态之间根据静磁场场强大小与当时的温度，势必要达到动态平衡，称为"热平衡"状态。此时从低能级转入高能级的氢原子数恰好等于从高能级转入低能级的氢原子数，最后的磁化状态 M，称为"平衡"状态或"静息"状态。

三、施加射频(RF)脉冲后的氢质子状态

MR 信号的产生分两个步骤：一是磁共振的激励过程，二是磁共振的弛豫过程。如前文所述，氢质子是一群处于一定能级与方向上不断自旋进动的微粒，它们类似于一般磁体，具有磁性、角动量与旋转性。在 MR 扫描机的孔腔内，人体内所有的氢质子小磁体都将顺着强大静磁场 B_0 的方向排列，其中较多的氢质子其磁矩方向与静磁场 B_0 相同(处于低能级)，较少的氢质子其磁矩方向与静磁场 B_0 相反(处于高能级)。人体内大量氢质子的小磁极相加，形成一个微弱的小磁场，其总磁化矢量 M 仅为静磁场 B_0 的几百万分之一，但方向相同。在常温的"热平衡"状态下顺静磁场 B_0 排列的氢质子数毕竟比逆向排列者多 10^6 倍，因此人体磁化矢量 M 与静磁场 B_0 方向一致。

通过射频(RF)线圈中的电流对 MR 孔腔中的人体组织施加一个垂直方向的交变磁场 B_1，诱发氢质子产生磁共振，这就是磁共振的激励过程。交变磁场

B_1 是由射频线圈发出的,所以 B_1 又称为射频磁场。B_1 交变地发出与中断,按磁共振所需要的频率工作,所以又称为射频脉冲。射频磁场 B_1 与静磁场 B_0 有两点不同:①B_1 十分微弱,为 B_0 的万分之一,例如 B_0 的场强为 1.0 T,而 B_1 仅为 0.000 1 T 即足以诱发磁共振。②静磁场 B_0 不仅强大,而且恒定,其磁力线方向与 MR 扫描机的孔腔平行。B_1 磁场迅速交变,其磁力线方向总是与静磁场方向垂直。

B_1 磁场的交变振动频率具有严格的选择性,必须准确地选择 B_1 磁场的频率,使之相当于 Larmor 共振频率,才能诱发受检组织内氢质子的磁共振现象。Rabi 发现,在静磁场 B_0 的垂直方向上施加一个交变磁场 B_1,只有在 Larmor 频率时,交变磁场的能量才会突然大量地被吸收,这种现象称为共振吸收现象。按照量子力学理论,氢质子在磁场中只能采取两种能级状态:高能级与低能级(图 3-4)。通过原子间的热运动相互碰撞,能量相互传递,氢质子可在 2 个能级间跃迁;通过吸收电磁场的光子氢质子也能从低能级跃迁到高能级,因为光子只能整个地被吸收,所以在一定的场强下能级差也是一定的,射频磁场 B_1 发射的电磁能(射频能量)必须恰好等于能级差才会被处于低能级状态的氢质子吸收,并借助于这个射频能量跃迁到高能级状态。在一定的场强条件下射频磁场的交变频率必须符合 Larmor 频率,它所发出的射频电磁能才恰好等于能级差。

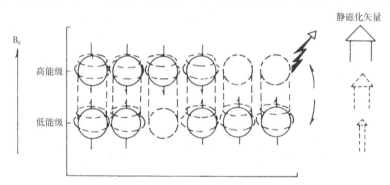

图 3-4　高能级与低能级示意图

所谓磁共振就是指氢质子在两种能级上相互转换,当按照 Larmor 频率施加射频能量时,迫使氢质子的磁矩从 $m = +1/2$ 低能级跃迁到 $m = -1/2$ 高能级状态。二者的能级差 $E1/2 - E-1/2 = rhB_0$,$rhB_0 (= h/2\pi)$ 是一个常数。

磁共振的能量吸收只能在垂直于静磁场 B_0 的横向上查出来。因为横向上的磁化矢量 M_{XY} 具有时间依赖性,按照法拉第感应定律,M_{XY} 在进动过程中切割静磁场 B_0 的磁力线,可在接收线圈上感应出相应的电压。与此相反,在热运动平衡状态下的纵向磁化矢量是静止的,它不切割磁力线,因而不产生感应电流。当施加射频(RF)磁场 B_1 时,随着氢质子自旋进动的同步旋转,即会产生横向磁化矢量(图 3-5)。射频磁场 B_1 垂直于静磁场 B_0,其作用是旋转磁化矢量 M 偏离静息状态,M 在纵向上逐渐缩短,在横向上逐渐延长。如果射频磁场 B_1 施加的时间足够长,净磁化矢量 M 可俯垂90°,在横向上垂直于静磁场 B_0 而不断转动。旋转角度 θ 称为 RF 偏转角,$\theta = \gamma B_1 T_2$ 该公式中 B_1 是射频磁场的大小,T 是施加的时间。由此可见,RF 偏转角度可通过 B_1 磁场的强弱与施加时间加以控制。

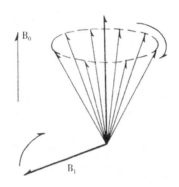

图 3-5　磁化矢量示意图

在射频磁场 B_1 的作用下,磁化矢量 M 开始转动,随着时间的延长 M 在横向上逐渐增大,从原来的 Z 轴上向 XY 平面贴近(图 3-6)。

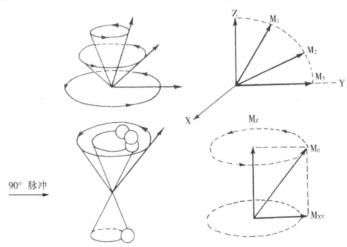

图 3-6　磁场形成示意图

射频磁场 B_1 是以无线电波的频率提供的,所以又称为射频脉冲。施加射频脉冲会使氢质子旋转在同一相位上,称为同步。同步化可以看作净磁化矢量

M 在静磁场 B_0 中的相对性同步转动。

控制射频磁场 B_1 的幅度与时限,可准确地控制 M 与静磁场 Z 轴(纵轴)的夹角,使之转至 90°、180°或其他角度。

使磁化矢量 M 产生 90°或 180°转动的射频脉冲分别称为 90°脉冲或 180°脉冲。

磁化矢量的转动角度可以通过 Larmot 公式加以计算,即 $V_1 = \frac{1}{2\pi}\gamma \cdot B_1$。这个公式说明在激发脉冲后磁化矢量的进动过程,$V_1$ 是旋进的频率,B_1 是射频脉冲的幅度。在单位时间内(tp)磁化矢量转动的周数为 rB_1tp,每周 360°,所以磁化矢量的转动角度为 $\theta = \frac{\gamma}{2\pi}B_1tp \cdot 360°$,根据标准射频频率的理论,一个长度为 t 的射频脉冲可以覆盖其频率范围的 1/2,也就是说,100 微秒脉冲可以覆盖 5 kHz。

总之,施加 90°、180°或其他角度的射频脉冲后,人体组织内受检部位的氢质子因接收了额外的电磁能,其磁化矢量偏离了静磁场的方向而转动 90°或 180°,部分处于低能级的氢质子因吸收了能量而跃迁到高能级状态。这一接收射频磁场电磁能的过程就称为磁共振的激励过程。在激励过程中氢质子吸收了额外的电磁能,由低能级升入高能级,从而进入了磁共振的预备状态。

四、射频脉冲停止后的氢质子状态

一旦射频(RF)磁场 B_1 停止,净磁化矢量 M 就仅受静磁场 B_0 的作用,并环绕着 B_0 进动。如果在静磁场 Y 轴方向上安置一个线圈,净磁化矢量 M 在盘旋转动时必将在该线圈中感应出一个 AC 电压,$V = M_{XY}°Cos\ \omega T_2$ 该公式中 M_{XY} 是 90°射频脉冲中止时横向上的磁化矢量,T 是从 90°盘旋转动至电压测量时的间隔,由此引起的信号强度是一个余弦,其大小与磁化矢量呈正比,其频率相当于 Larmor 频率。当横向磁化矢量从缩短至消失,信号也衰减至零,这种衰减呈指数衰减,需要恒定的时间 T_2*,与此同时线圈上测出的电压也递减至零。因此,感应电压比较准确的表达公式应为 $V = M_{XY}°e^{-T/T_2}*Cos\omega T_2$,上述现象称为"自由感应衰减"或称 FID 信号。无论吸收或释放电磁能,都必须在 Larrook。共振频率在特殊条件下才能进行。氢原子核等在 Larmor 共振频率条件下电磁能的吸收与发射过程,就是磁共振。

如果知道静磁场 B_0 的场强大小,即可计算出 Larmor 共振频率,Larmor 方程式为 $\omega_0 = \gamma B_0$,即:共振频率(MHz)= γ · 静磁场场强(T);其中 W_0 为共振频率(MHz);B_0 为静磁场场强(T);γ 为一个常数,称为旋磁比,氢原子核的旋磁比为 42.58 MHz/T。以超导型 MR 扫描机为例,当静磁场场强为 0.5 T 时,$\omega_0 =$ 42.58×0.5＝21.3 MHz;当场强为 1.0T 时,ω_0＝42.58×1.0＝42.58 MHz;当场强为 1.5 T 时,ω_0＝42.58×1.5＝63.9 MHz。上述频率非常接近于自动电话机与民用无线电收音机的波频,因此通常称 B_1 磁场为射频磁场,称产生这一波频的线圈为射频(RF)线圈。

对 MRI 来说,Larmor 方程有以下实用价值。

静磁场场强的大小决定了 MR 扫描机工作时所需要的射频频率,静磁场场强与共振频率之间呈线性关系(表 3-1)。

除氢核子以外还有某些核子亦可产生磁共振,但其旋磁比有所不同(表 3-2)。

表 3-1 氢原子核在不同静磁场中的共振频率

MR 扫描机的场强(T)	共振频率(MHz)
0.15	6.4
0.3	12.8
0.5	21.3
0.6	25.5
1.0	42.6
1.5	63.9
2.0	85.3

表 3-2 某些顺磁性物质的旋磁比

原子核	旋磁比 γ(MHz/T)
^{1}H	42.58
^{19}F	40.05
^{31}P	17.23
^{23}Na	11.26
^{13}C	10.76

静磁场的微小变化将使共振频率发生相应的微小变化,梯度线圈产生的微小磁场叠加在静磁场上,会引起频率与时相的微小变化,通过频率编码与相位编码,可以确定每一个像素的空间位置,这是 MR 成像的基础。

当射频磁场 B_1 中断时,激励过程即告完成,弛豫过程随之开始,受激励的氢质子将释放出它们吸收的能量,重新回到静磁场原先排列的平衡位置上。在回返过程中转动的净磁化矢量 M 将感应出一个电磁波,通过接收线圈检测出来,就是呈指数衰减的 MR 信号。

总而言之,激励的氢质子释放能量并回返原先排列方位的过程就称为弛豫。释放的能量以无线电磁波的形式发射出来,是 MR 成像的基础(图 3-7)。

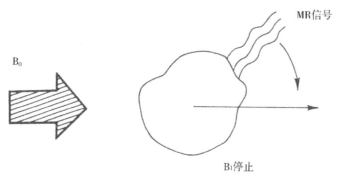

图 3-7 MR 成像的基础

弛豫过程伴随着能量释放,只有在发射频率与吸收频率相同的条件下,即在 Larmor 共振频率时吸收的能量才能释放出去。能量释放会伴有下列情况:①射频线圈可兼做天线接收器(接收线圈),释放的能量以无线电波的形式发射,被接收线圈接收并记录成 MR 信号。②能量不可逆性地散布于人体周围组织"晶格"中,化为热量或诱发分子运动(T_1 弛豫)。③能量可逆性地转移到其他正在共振的氢质子上,使其相位的一致性丧失(T_2 弛豫)。

射频线圈(接收线圈)只能记录与静磁场 B_0 方向垂直的能量成分;与静磁场 B_0 平行的能量成分因变化太慢,不能在 RF 线圈内诱发出有意义的 MR 信号。受检部位每个小的组织体素(容积)所发出的 MR 信号均有细微的差异,利用梯度磁场的频率编码与相位编码方法,足以破译出 MR 信号的细微差异,通过傅立叶转换,可将组织内每个 MR 信号的位置及强度计算出来,并重建成电视屏幕上的亮点,信号越强则亮点越白。

净磁化矢量 M 回返的过程由两个时间常数所决定,分别称为 T_1 弛豫时间与 T_2 弛豫时间。净磁化矢量先从静磁场 B_0 的垂直面上开始衰减,称为横向弛豫(T_2 弛豫);继之逐步返回静磁场 B_0 的方向,称为纵向弛豫(T_1 弛豫)。

净磁化矢量 M 在弛豫过程中是不断转动的,在垂直于静磁场 B_0 的XY平面上转动的半径越来越短(T_2 弛豫),在平行于静磁场 B_0 的 Z 轴上逐渐延长(T_1 弛豫)。

在 MR 技术中仍然沿用横断面(轴面)、冠状面及矢状面代表人体的三维空间。Z 轴代表静磁场 B_0 的磁力线方向,人体进入磁体圆孔腔内,组织形成的净磁化矢量 M_0 与 Z 轴平行,这一过程需几秒钟。施加 90°射频脉冲后,净磁化矢量 M 偏转 90°,在 XY 平面上转动(M₀)。90°脉冲中断后弛豫开始,此后随着弛豫时间的延长 M_{XY} 缩短,而 M_Z 延长,如图 3-8,图 3-9。

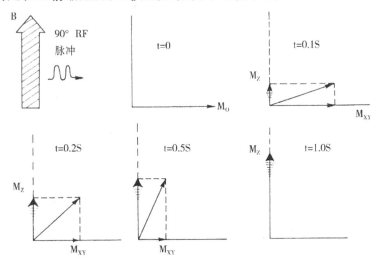

图 3-8 弛豫过程中 M_{XY}、M_Z 与时间的关系

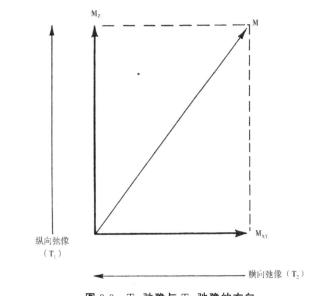

图 3-9 T_1 弛豫与 T_2 弛豫的方向

弛豫过程中纵向磁化矢量的增长(T_1 延长)与横向磁化矢量的缩短(T_2 缩短)均呈指数函数关系,在一定的静磁场中 T_1 与 T_2 是两个时间常数。

$$T_1(纵向弛豫)\cdots\cdots M_2 = M_0(1-e^{\frac{t}{t_1}})$$

$$T_2(横向弛豫)\cdots\cdots M_{XY}=M_0 e^{\frac{t}{t_2}}$$

90°脉冲后净磁化矢量 M 与静磁场 B_0 呈90°角,此时 $M_1(M_Z)$ 成分为0;纵向弛豫开始后 M 矢量偏转,并回返至平衡状态,此时 $M_1(M_Z)$ 最长并与静磁场 B_0 的方向平行。$M_1(M_Z)$ 方向上的纵向弛豫过程呈指数增长曲线,其特征性的时间常数 T_1 在磁共振学上被定义为从零增长到 $1-1/e$ 所需要的时间,即从零到达其最终最大值63%所需要的时间。

T_2 弛豫代表90°脉冲之后在均一静磁场 B_0 中共振氢质子脱离相位(丧失相位一致性)所需要的时间。90°脉冲中断的瞬间,M 矢量的 $M_Z(M_{XY})$ 成分最大,弛豫开始后横向上的 $M_Z(M_{XY})$ 成分向零递减,达到平衡状态时横向磁化矢量 $M_Z(M_{XY})$ 不复存在,此刻共振质子间的相位一致性丧失殆尽。$M_Z(M_{XY})$ 递减过程也是一个指数递减曲线,其特征性的时间常数 T_2 在磁共振学上被定义为最大值递减至 $1/e$ 所需要的时间,即从最初最大值到达37%所需要的时间(图 3-10)。

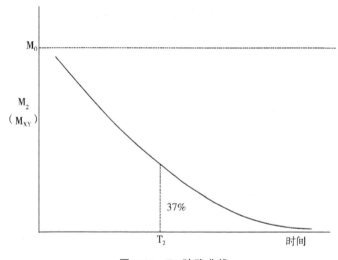

图 3-10 T_2 弛豫曲线

T_1 弛豫方向平行于外磁场 B_0 方向,在此过程中能量从共振氢核向周围晶格中散失。T_2 弛豫方向垂直于外磁场 B_0,在此过程中不涉及从共振氢核向周围晶格的能量散失,共振质子失去相位的一致性,共振核之间有彼此的能量交换,但无能量丢失。T_1 与 T_2 弛豫过程是理解人体组织 MR 成像的关键。目前 MR 成像中常见的 T_1 与 T_2 加权像即表现了组织的 T_1 与 T_2 弛豫特征。

T_1 弛豫即纵向弛豫,又称为"自旋-晶格弛豫"。RF 脉冲使氢原子核吸收能量而处于激励状态;激励的氢原子核必须将它们吸收的过多的能量逸散于周围

的环境即分子晶格中,才能重新回返原来的平衡状态,所以这一弛豫过程称为
"自旋-晶格弛豫"。回返到平衡状态也需要一个激发的射频磁场,引起自旋-晶
格弛豫的射频磁场是由周围环境中的原子核晶格提供的,又称为晶格磁场。晶
格磁场最常见的来源是周围组织中磁核产生的偶极磁场,例如在水分子中有
2个氢原子核,其中一个氢核产生一个小磁场,并影响邻近的另一个氢质子,这
就是一个偶极磁场(图3-11)。晶格磁场的波动频率必须与激励氢质子的进动频
率相一致,也就是在Larmor共振频率的条件下才能激发氢质子释放它们吸收
的能量,从而回返到原来的平衡状态。在液体中晶格磁场的波动是由分子盲目
的热运动(布朗运动)引起的。

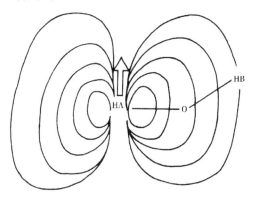

图3-11 偶极磁场示意图

分子重新定向的平均速率与分子的大小有关。小分子(如水)比大分子(如
脂质)重新定向要快得多,巨大分子(如蛋白质或DNA)重新定向则十分缓慢。
在适当的MR场强中,中等大小的分子如脂肪分子,其转动频率最接近于
Larmor进动频率,因此脂肪质子的弛豫比水分子要弛豫得快;而水分子的平均
转动频率远远大于氢质子的进动频率,所以水分子弛豫相当缓慢。巨大分子如
蛋白质的转动频率比氢质子的进动频率缓慢得多,所以蛋白分子弛豫得相当缓
慢。进动频率与外加静磁场的场强成正比,所以T_1弛豫时间还具有场强依
赖性。

分子弛豫快其T_1弛豫时间就短,例如脂肪的T_1为几百毫秒,而纯水的
T_1为3秒。在共振频率(ω_0)中弛豫率与晶格磁场的场强成正比,因此,Larmor
频率的变化势必改变组织的弛豫时间。外加静磁场场强增大会使共振频率ω_0
增大,组织的弛豫时间也随之延长(长T_1)。

游离水弛豫缓慢(长T_1与长T_2),但生物组织中的水却弛豫得相当快,

T_1 弛豫时间仅为几百毫秒。为了解释这一现象,有人认为组织中的部分水分子吸附在蛋白质分子的表面上,形成结合水(图 3-12)。由于蛋白大分子的牵扯结合水的运动速度缓慢下来,比较接近于 Larmor 进动频率,因而弛豫增快,T_1 值得以缩短。正常组织中的游离水与结合水处于一种快速的动态平衡状态(图 3-12),在病理情况下这种快速动态平衡发生紊乱,例如,肿瘤及邻近的水肿区,其结合水释放,游离水增加,因而呈长 T_1 与长 T_2 信号。

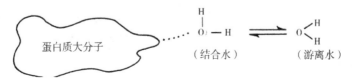

图 3-12　组织中水分子的两种形式:游离水与蛋白结合水

表 3-3 列出了在 1.4 T 场强中各种组织的弛豫时间,从中可见胼胝体白质的 T_1 值明显短于脑灰质;因为白质中的含水量明显低于灰质。

表 3-3　场强为 1.4 T 时各种脑组织的弛豫时间

脑组织	T_1 值(毫秒)	T_2 值(毫秒)
壳核	747 ± 33	71 ± 4
尾状核	822 ± 16	76 ± 4
丘脑	703 ± 34	75 ± 4
皮质灰质	871 ± 73	87 ± 2
胼胝体	509 ± 39	69 ± 8
半卵圆中心白质	515 ± 27	74 ± 5
内囊	559 ± 18	67 ± 7
脑脊液(侧脑室)	190 ± 353	250 ± 3

T_2 弛豫即横向弛豫,在此过程中不存在能量从氢原子核向周围晶格中的转移,但激励氢核与静息氢核之间彼此交换能量,也就是说,处于静息状态的氢核吸收了激励氢核释放的能量。横向磁化矢量丧失的速率决定着 T_2 弛豫时间的长短。横向磁化矢量之所以丧失,是由于氢核之间相互作用使其磁动量丧失了位相上的一致性。在一个理想的均匀磁场中,所有氢核的进动频率应当相同并保持位相的一致性。但外加静磁场都不够均匀,人体组织的固有晶格小磁场也不够均一,这就导致了磁场的不均匀性,后者使氢核以略有差异的速率进动,共振频率的差异会越来越大,必然引起位相一致性的丧失及横向磁化矢量的丧失。T_2 弛豫时间就是指人体局部小磁场横向磁化矢量丧失所需要的时间,它主要与

人体组织的固有小磁场有关。大分子比小分子的 T_2 弛豫快,因为大分子重新定向比较缓慢。结合水(与巨大分子如蛋白质紧密结合)的进动速度接近于 Larmor 共振频率,所以 T_2 弛豫快,但比 Larmor 共振频率慢得多的巨大分子其 T_1 弛豫慢。与 T_1 相比 T_2 对外磁场的大小不那么敏感。在生物组织中 T_2 的波动范围为 50~100 毫秒。游离水的 T_2 值比结合水长得多,病灶处 T_2 值延长显然与游离水/结合水比率增大有关,肿瘤、梗死、炎症及其水肿区内游离水比例高,所以呈长 T_2 高信号。

如果不检测自由感应衰减,可以另外观测"自旋回波"。众所周知,在一个 90°脉冲之后一定的时间(T_2)内,MR 信号应衰减殆尽,这段时间即所谓自旋-自旋弛豫时间,或称为横向弛豫时间。但实际上横向磁化矢量的衰减速度比自由感应衰减速度快得多,即 T_2* 值比 T_2 值短得多,T_2* 就是所谓的实际横向弛豫时间。造成横向弛豫速度加快的主要原因是外加静磁场的空间不均匀性。由于静磁场场强在空间上不太均匀,人体不同部位的氢质子实际上是在略有差异的不同的场强条件下自旋,其进动频率自然也会略有差异。这样一来,必然加速自旋氢质子丧失其位相上的一致性,因而横向磁化矢量的实际缩短速度比单纯的 T_2 弛豫速度要快。世界上迄今尚未制造出理想的完全均匀的静磁场,为了克服磁场空间不均匀性带来的弊端,物理学家在 MR 技术中创用了 180°射频脉冲。在 90°脉冲后一定时间内(T),再施加一个 180°射频脉冲,在 T(ms)后(即所需时间 t=90°脉冲后 2T)可以重建位相的一致性(重聚焦),这样一来,因静磁场空间不均匀而失去位相一致性的核,又回到彼此一致的位相上,并能从这一过程中记录下 MR 信号,故称为回波。2T 也称为回波延迟时间(TE)。

第二节　MR 成像的主要检查方法

一、MR 平扫

MR 平扫是不使用对比剂的扫描。在 MR 检查中,组织的质子密度、T_1WI 和 T_2WI 参数的表达,必须通过适当的脉冲序列反映出来。脉冲序列是指具有一定带宽、一定幅度的射频脉冲组成的脉冲程序。

自旋回波(SE)序列是最常用的射频脉冲序列。水抑制常用液体衰减反转恢复脉冲序列（FLAIR），此序列能够抑制自由水信号，使自由水在 T_1WI 像上呈低信号，结合水不被抑制仍呈高信号。脂肪抑制采用短 T_1 仅转恢复（STIR）序列，使脂肪的高信号受到抑制而呈低信号，以减少脂肪对其他组织信号的干扰。在 SE 序列平扫时，由于流空效应，快速流动的血液无信号，故心脏和血管信号低，呈黑色。

二、MR 增强扫描

增强扫描为从静脉注入 MR 对比剂检查。MR 对比剂能缩短 T_1 或者 T_2 弛豫时间，增高靶区与相邻结构的对比，更好地显示病变。用于血管造影及各种病变的显示等，临床应用广泛。

三、磁共振血管成像

磁共振血管成像（MRA）是利用特定的技术显示血管和血流信号特征的一种方法。采用 MRA 技术使血管为高信号，呈白色。MRA 检查方法主要有时间飞越法（TOF）、相位对比法（PC）和增强磁共振血管造影（CEMRA）。时间飞越法（TOF）和相位对比法（PC）不使用对比剂而是依据血流的特性使血管产生高信号。时间飞越法主要用于显示动脉，相位对比法主要用于显示静脉。增强磁共振血管造影（CEMRA）是利用静脉内注射顺磁性对比剂，缩短血液 T_1 值，使血液信号显著增高。此种方法应用广泛，动脉和静脉都能够显示，对于胸腹部及四肢血管的显示效果较好。MRA 对于大血管显示效果好，这是因为血流量大，没有呼吸运动伪影干扰，对于细小血管的显示尚未能达到临床应用要求，其显示效果还在不断改进。

四、磁共振水成像

磁共振水成像（MRH）是根据人体内液体具有长 T_2 值的特性，获得重 T_2 加权像，使含水的器官显影，而忽略其他组织器官。此法不用造影剂及不采用有创性检查即可显示含液体的脏器。MRH 以磁共振胰胆管成像（MRCP）、磁共振尿路成像 MRU、磁共振椎管水成像（MRM）、磁共振涎腺水成像（MRS）较为常用。MRCP 可以显示肝内、外扩张的胆管，明确梗阻部位，结合 MRI 可以明确梗阻原因。MRU 可用于肾肿瘤、肾结核、尿路梗阻和膀胱肿瘤的诊断。

五、磁共振弥散加权成像

磁共振弥散加权成像（DWI）是利用 MRI 的特殊序列，观察体内水分子微观弥散运动的一种成像方法，是对水分子弥散运动敏感的成像技术。水分子弥散快慢可用表观扩散系数(ADC)图和 DWI 两种方式表示。ADC 图是接反映组织弥散快慢的指标,如果弥散速度慢,ADC 值低,图像黑,DWI 反映弥散信号强弱;如果组织弥散速度快,则其去相位时信号丢失少,信号高,呈白色。DWI 多用于脑缺血、脑梗死,特别是急性脑梗死的早期诊断。此外可以对 N-乙酰天门冬氨酸(NAA)、肌醇(MI)、肌酸(Cr)、磷酸肌酸(PCr)等进行成像,即弥散波谱检查。DWI 进展到张量成像(DTI),可显示脑白质在各个方向上的弥漫性轴索损伤等。

磁共振全身弥散加权成像(WB-DWI)采用反转恢复回波平面弥散序列(简称 STIR-DWI-EPI),抑制肝等内脏器官和肌肉、脂肪等组织,用以清楚显示病变的弥散加权对比。此种技术主要用于检出恶性肿瘤及转移病灶。

六、磁共振灌注加权成像

磁共振灌注加权成像(PWI)是用来反映组织微循环的分布及其血流灌注情况、评估局部组织的活力和功能的磁共振检查技术。

(一)对比剂

首过灌注成像基本原理是静脉内团注顺磁性对比剂后,立即进行快速 MRI 扫描,获得对比剂首过兴趣区血管床的图像。由于顺磁性对比剂使成像组织 T_1 和 T_2 时间缩短,以 T_2 值明显,根据脑组织信号变化过程,可以绘制出信号强度-时间曲线,根据这个曲线变化可分析脑组织血流灌注情况,并可得到相对脑血容量、相对脑血容量团等。

(二)动脉血质子

自旋标记法采用反转脉冲预先标记动脉血中质子而成像。

(三)血氧水平

依赖对比增强技术是以脱氧血红蛋白的磁敏感性为基础的技术。如大脑皮层某一区域受刺激,局部血流量增加,对刺激前后分别成像,由于刺激前后局部脱氧血红蛋白含量不同,通过减影方法即可得到该区域血流灌注情况的图像。目前灌注成像主要用于脑梗死的早期诊断和心、肝和肾功能灌注,以及良恶性肿瘤的鉴别诊断等。

七、脑功能性 MRI 检查(fMRI)

脑 MRI 是以 MRI 研究活体脑神经细胞活动状态的检查技术。它主要是借助快速或超快速 MRI 扫描技术,测量人脑在思维、视觉、听觉或肢体活动时,相应脑区脑组织的血容量、血流速度(CBF)、血氧含量,以及局部灌注状态等的变化,并将这些变化显示于 MRI 图像上。

脑 fMRI 检查主要应用血氧水平依赖对比法(BOLD)。其大致机理为人脑对视觉、听觉的刺激或局部肢体活动,可使相应功能脑区的血氧成分和血流量增加,静脉血中去氧血红蛋白数量亦增多。顺磁性的去氧血红蛋白可在血管周围产生"不均匀磁场",使局部组织质子"相位分散"加速。使局部 MR 信号降低。脑 fMRI 检查目前大部分仍处于研究阶段,用以确定脑组织的功能部位。临床已用于脑部手术前计划的制订(如癫痫手术时,通过 fMRI 检查识别并保护功能区,卒中偏瘫患者脑的恢复能力的评估及精神疾病神经活动的研究等。

八、磁敏感加权成像(SWI)

脑 SWI 是一种利用组织间磁敏感性的差异成像,较好地显示静脉血、出血、铁沉积等的检查技术。SWI 是利用组织的不同磁化率结构使相应的感应磁场发生变化,这种感应磁场的变化会导致质子去相位,使 T_2 信号降低,产生对比增强,形成 SWI 图像。脑 SWI 检查目前仍处于研究阶段。临床上常用于显示小血管畸形,如毛细血管扩张症、静脉瘤等;显示弥漫性轴索损伤伴发的小血管出血;显示脑血管病,如对微梗死、高血压脑内自发出血灶等很敏感;检测脑内矿物沉积,如帕金森病脑内铁沉积;显示肿瘤周围静脉、瘤内微血管及合并微出血情况,有助于肿瘤分期。

第三节　MR 成像的适应证和禁忌证

磁共振扫描主要使用强磁场与射频脉冲,目前使用的磁场强度为 0.15～2.00 T,相当于 1 500～20 000 Gauss。使用强磁场的目的是使人体组织内的原子核磁化,使用射频脉冲的目的是给予磁化的原子核一定的电磁能。人体原子核接收了电磁能在弛豫过程中又释放出来,并形成磁共振信号,电子计算机将 MR 信号收集起来,按强度转换成黑白灰阶,按位置组成二维或三维的形状,灰阶与形状最终组成 MR 图像,供临床诊断与分析。由此可见,磁共振检查不像 CT 扫描那样要受到 X 线的辐射损伤,它是一种崭新的无创性的影像学检查手段,对患者既安全又可靠,不会造成任何损害。

一、患者受检前的准备

在进入强磁场检查室之前,医师应对患者做适当的解释工作,以消除其思想顾虑。

(1)详细询问现病史与既往史,结合申请单上临床医师查出的症状、体征、实验室检查及拟诊,确定扫描部位及层面选择,以便有的放矢地查出病变的部位、范围与性质。

(2)询问并检查患者是否有心脏起搏器、神经刺激器、人工心脏瓣膜、眼球异物及动脉瘤夹,发现这些物品者不要进行检查。

(3)进入检查室以前取下患者身上的一切金属物品,如假牙、发卡、戒指、耳环、钥匙、钢笔、手表、硬币等,这些物体会造成金属伪影,影响成像质量。信用卡、磁盘、磁带也应取下,否则会发生去磁损坏。检查眼部前应洗掉眼影等化妆品,检查盆腔应取出妇女卫生巾及避孕环,否则也会因伪影而影响诊断。

(4)幼儿、烦躁不安与幽闭恐惧症患者应给予适量镇静剂,如水合氯醛、地西泮等。

(5)使患者尽量舒适地平卧在检查台上,盖上棉毯以保持温暖。

(6)预先向患者解释检查过程中的一些现象,如梯度场启动会有噪声,使患者能安心静卧,平稳呼吸,如有不适可用话机与医师交谈。

(7)中风脑瘤伴颅高压者应先采取降颅压措施,否则患者仰卧会因喷射性呕吐而造成窒息与吸入性肺炎。由于检查时间较长,为预防意外,可侧卧位扫描。

二、安全性问题

由于磁共振采用强磁场,在使用过程中需特别注意以下几个问题。

(1)医用磁共振扫描仪的场强均在 2.0 T 以下,对人体并无有害的生物学效应。虽然梯度磁场引起的场强变化可使受激励组织发生生物电流感应,但电流强度十分微弱,远远低于能够刺激心脏、神经细胞与肌肉纤维所需的强度,目前认为,外磁场强度应限制在 2.0 T 以下,启动梯度磁场应限制在 3.0 T/S 以下,射频脉冲的功率应限制在 0.4 W/kg 以下。

(2)即使微弱的磁场也足以造成心脏起搏器及神经刺激器失灵,因此带有上述装置者禁止进入磁共振室。

(3)在强磁场内的射频脉冲可使受检组织与植入体内的金属物体温度轻微上升。较大的金属物,如人工髋关节与哈氏棒,具有导电性,温度可上升1～2 ℃。

（4）动脉瘤夹含镍量较高，在强磁场中会产生较大的扭矩，有导致动脉瘤破裂的危险。

（5）迄今尚未发现医用磁共振设备引起人体基因的变异或婴儿发育障碍，但检查妊娠期妇女应十分慎重，一定要做磁共振者应尽量减少射频次数及发射时间。

（6）心电监护仪、人工呼吸机、心脏起搏器等抢救设备不能进入强磁场的检查室，因此危重患者应避免在抢救期受检。

（7）超导型 MR 扫描仪采用液氦与液氮制冷，密封管道一旦漏气，氦气上升，氮气下沉，使正常空气层逐渐变窄，影响患者的氧供，应随时注意检查。

三、磁共振检查的禁忌证

磁共振采用高场强扫描成像，为防止发生意外，下列情况应视为禁忌证：①带有心脏起搏器及神经刺激器者。②曾做过动脉瘤手术及颅内带有动脉瘤夹者。③曾做过心脏手术，并带有人工心脏瓣膜者。④有眼球内金属异物或内耳植入金属假体者。

下述情况检查时应慎重对待：①体内有各种金属植入物的患者。②妊娠期妇女。③危重患者需要使用生命保障系统者。④癫痫患者。⑤幽闭恐惧症患者。

第四节　MR 中的流体成像

MR 的解剖图像与 CT 类似，但血流与脑脊液图像却不同于 CT 所见。大致说来，血流呈白信号或黑信号主要取决于流速。快速流动的血液（动脉）因流空效应而呈黑色低信号，慢速流动的血液（静脉）可呈白色高信号，但信号强度受成像序列与 MR 扫描仪本身性能等因素的很大影响，因而黑白变化相当复杂。

血流的信号取决于：①含血管层面与多层面成像容积的相对位置；②重复时间（TR）；③回波延迟时间（TE）；④回波数；⑤层厚。

快速扫描技术（FLASH 与 GRASS）的优点：①重复时间（TR）短；②有梯度回波；③倾斜角＜90°；因此血流信号与标准 SE 序列（90°～180°）有所不同。

最后，血流信号还取决于：①主磁场场强；②梯度场场强；③固有软件性能；

④厂家提供技术细节的多少,如速度代偿梯度及其他运动伪影抑制技术是否采用。

一、血流的正常影像

血流信号降低有 3 个独立的影响因素:①高速;②涡流;③奇数回波失相。三者均可因快速流空而造成信号丢失,动脉瘤与动静脉畸形就根据这一现象而得以显影。

血流信号增加也有 3 个独立的影响因素:①流动相关增强;②偶数回波复相;③舒张期假门控。这 3 个因素往往并存,使获得的信号易于被误诊。

(一)高速信号丢失

为了发出自旋回波信号,必须有一群氢质子暴露于 90°与 180°射频脉冲之中。在目前通用的多层面扫描技术中,这些脉冲具有层面选择性,仅选定层面内的氢质子才能接收到 RF 脉冲。当氢质子离开了选定层面,接收不到 90°脉冲与其后的 180°脉冲时,因而不能产生自旋回波信号,即发生高速信号丢失(图3-13)或时间飞越丢失。后来的回波丢失的信号更多。

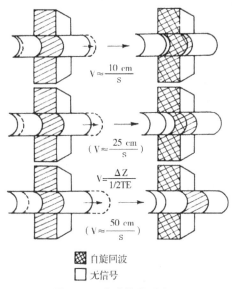

V ≈ 10 cm/s

(V ≈ 25 cm/s)

V = ΔZ/(1/2TE)

(V ≈ 50 cm/s)

▨ 自旋回波
☐ 无信号

图 3-13 高速信号丢失

高速信号丢失的多少是流速(V)的线性函数,反映两群氢质子数的相对比率:一部分为层面内接收了 90°与 180°RF 脉冲者,另一部分为未接收 2 种 RF 脉冲者。

另外,MR 信号还与层厚内的氢质子数呈正比。因流速大于 TE/(2 dz),信号强度为零。离开选定层厚但已接收 180°脉冲的氢质子,如果在自旋回波时间仍在层厚内,还会发出 MR 信号(除非又接收了一次层面选择梯度激励脉冲)。理论上的 MR 信号强度 $I = \frac{1 - V \cdot TE^1}{2 \triangle z}$ 00。本公式内 I 代表选定层面内的 MR 信号强度,它是血流速度的函数。信号强度与流速呈线性关系,与层厚 dz($\triangle z$)及回波延迟时间(TE)也呈线性关系。

(二)涡流

"高速"与"涡流"的概念不同,在直径小的管道内层流仍能维持高速,但在直径大的管道内低速也可产生涡流。在血管流向轴线与非轴线方向上流速盲目波动即产生涡流。这种盲目运动引起失相性信号丢失。在一个管道内可分为几个流区(图 3-14),核心部分可见充分发展的涡流,管道边缘为薄的层流,其间为缓冲流层,其中以涡流成分为主。

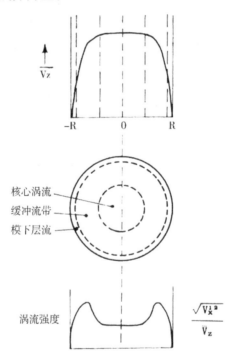

图 3-14 管道内的流层分布

涡流的发生可用 Reynolds 数(Re)加以推算,公式:

$$Re = \frac{密度 \times 速度 \times 管道直径}{黏稠度}$$

Re<2 100 一般产生层流,Re>2 100 即出现涡流。对水与血液来说,涡流产生的最低速度是血管直径的函数。这种估算仅适用于无分支光滑血管的稳定血流中。动脉粥样硬化致血管内膜粗糙、血管分叉、脉搏加速与减慢,均可在低速的动脉内引起涡流。

在有涡流时仍可见层流区,在部分性血管阻塞处的下游,在较大的血管再通区可见层流现象。如果采用二次回波技术,在二次回波成像中血管再通区可见高信号,可参看偶数回波复相的有关内容(图 3-15)。

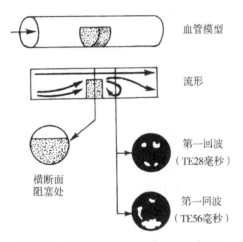

血管模型

流形

横断面
阻塞处

第一回波
(TE28毫秒)

第一回波
(TE56毫秒)

图 3-15　涡流中的偶数回波复相呈高信号

(三)奇数回波失相

层流进入磁场梯度后产生失相,在第一与其他奇数回波上引起信号丢失。当所有氢质子通过一个磁场梯度时不能按相同速度运动,因而以不同的频率进动并积累了不同量的相位时,就会发生失相。自旋回波时它们均离开了相位,自然会使信号丢失。流经血管时速度差越大、梯度场越大,失相的氢质子数就越多。因为用于层面选择的梯度场较弱,垂直于层面的血流比层面内平行的血流失相较少。如果层流稳而连续并一直持续到第二回波采集信号时为止,那么第一回波所见的失相在第二回波上可以重建,即所谓偶数回波复相。做多回波采集时,所有奇数回波均信号降低(因为失相),而所有偶数回波信号均增加(因为复相)。为了理解层流中的失相复相现象,必须认真复习一下自旋回波形成的机制。

Singer 介绍的自旋相位图也可以说明这一现象(图 3-16)。该相位图可借以研究不同类型的血流。横跨血流的两种梯度决定着失相的程度,一是磁场梯度,二是速度梯度。血流遇到的磁场梯度的场强取决于血流的方向。进入较弱的层面选择梯度的血流,失相较少;进入较强的读出梯度的血流失相较多。在不流动与阻塞的血管处速度梯度为零;在层流中横断血管处有速度梯度,流速越快梯度越大。

图 3-17 显示沿前缘(较强磁场)与后缘(较弱磁场)相位角的变化。存在梯度磁场但无血液流动时复相及失相与时间呈线性关系(A)。血流进入梯度场后复相加快(B)。血流越快,复相越多。

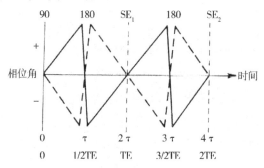

图 3-16 自旋相位图

微磁场处氢质子进动频率低于平均值而失相,强磁场处氢质子进动频率高于平均值又复相

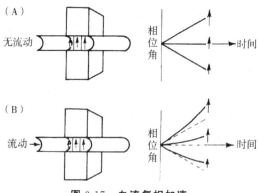

图 3-17 血流复相加速

层流与血流阻滞处不同。自旋相位图分几组曲线。在第一回波时相位曲线散开而没有聚在一点上(0.030 秒),代表失相或失同步,因而引起信号丢失。在每一组同步的氢质子中前缘区复相快,因前缘区磁场强。核心区因血流最快,故复相也快。血管周边处血流较慢,故复相也较慢。

(四)偶数回波复相

流动血流第二回波时发生复相,并获得了第一回波时丢失的信号。偶数回波复相产生较高的信号,往往显示增强的重叠影。这种信号增强仅见于对称回波中,即第二回波的 TE 为第一回波 TE 的 2 倍(例如 SE 2 000/56 与 SE 2 000/28)。不对称的回波会使偶数回波增强大为减弱或完全缺如(例如 SE 2 000/15 与 SE 2 000/90)。运动伪影抑制技术(如速度代偿梯度脉冲)也会减弱偶数回波增强。涡流中偶数回波复相很弱,层流中相当明显。偶数回波增强对诊断颅内静脉窦血栓形成很有价值,还可显示肾静脉等腹腔血管。

横窦可显示偶数回波复相,横窦与颈静脉不规则,呼吸变化与屏气可影响其中的血流。静脉与横窦的影像反映了血流对数百次自旋回波的复合影响。例如,一个 256×256 二次激励采集,需要附加 512 个单独的自旋回波,如果多数回波取自较快血流,由于失相其第一回波的信号会减弱。在第二回波中可见偶数回波复相。呼气或屏气时血流变慢,流速较稳,偶数回波复相即增加。

当血流变慢接近阻滞时第一回波的信号强度即增加,呈相对短 T_1 与长 T_2 高信号,此乃未凝血流的信号。当过度屏气时,尤其是幽闭恐惧症患者,在多数自旋回波采集中血流可能瘀滞,受累血管(如头、颈、腹部静脉)的信号会明显增强。

头进入 RF 头部线圈时颈静脉血流可明显变慢,有可能使左侧颈静脉在第一回波中即呈高信号,此乃引流速度变慢之故,同时做 CT 或血管造影并无异常。血管造影时患者取 Towne 氏位也可见左颈静脉回流变慢。在 RF 头部线圈内行 MR 检查时患者恰好处于 Towne 氏位,因而可使左侧颈静脉血流变慢并呈高信号。此时第二回波仍呈高信号,但两次回波的信号差别变小,说明偶数回波复相减弱。

应当注意的是,虽然第二回波的强度相对高于第一回波,但即使未有第一回波失相在第二回波中也呈高信号。因此,如果发现偶数回波复相的信号特别强,其中可能包含着使信号增强的其他原因,例如流动相关增强作用。

第一回波与第二回波上所见的失相/复相,仅仅由流动的同步氢质子引起。因此,如果发现偶数回波复相,就能证明血液仍在流动。一般情况下第二回波信号相对增加比较明显,肉眼对比两个图像即可做出判断。但在可疑的病例中非常缓慢的血流必须与血栓形成加以鉴别,需要用计算机游标比较信号强度,从而确定受累的范围。在这种情况下,有人主张计算 T_2 弛豫时间,缓慢血流 T_2 呈负值。负值 T_2 是血液流动的证据。随着血流瘀滞增加,MR 采集到的瘀滞信号比例增大,偶数回波复相越来越少,非常缓慢的血流与早期血栓的鉴别也越来越困难。

(五)舒张期假门控

在某些情况下动脉血流瘀滞也可见高信号。在呼吸与间断屏气时静脉血流会不规则,但动脉血流却随心搏而规则地运动。在一个心动周期中,动脉血流快慢交替,收缩期加快而舒张期变慢或停滞。当 MRI 采集人为地控制在心电图 R 波峰上,舒张期动脉管腔的信号高于收缩期。在收缩期升主动脉、降主动脉、肺动脉流出道呈流空低信号,而在舒张期由于血流变慢而呈高信号。

即使不用人为的心脏门控,心动周期也可能与 MR 扫描周期同步。例如,心率为 60 次/分,心动周期为每秒一次,如果 TR 定为 1 秒(1 000 毫秒),心动周期与 MR 扫描周期在采集的 2~8 分钟内保持同步。若用双回波技术,1 秒内可获得 10 个左右层面的图像(TR 为 1 000 毫秒),在心率为 60 次/分时,70% 的心动周期在舒张期,30% 在收缩期。因此,在这 10 个层面图像上有 3 个因快速流空呈低信号,有 7 个因血流相对缓慢而呈高信号。心率为 40 次/分,每个心动周期为 1.5 秒,TR 也为 1.5 秒(TR=1 500 毫秒),1 秒可获得 15 层图像。信号强度图显示,开始为高信号(流动相关增强),中心高波峰为舒张期高信号。如果这种情况出现,即称为舒张期假门控。

当心电图 RR 间期为 TR 时间的一半时,可获得 2 个高信号波峰(相当于舒张期慢流)。例如,心率为 80 次/分,TR 仍为 1.5 秒(1 500 毫秒),就会出现 2 个高信号波峰。

单纯舒张期假门控引起的最大高信号也不会超过血流瘀滞性高信号。如果显示的信号高于一般舒张期假门控高信号,说明其中含有其他血流现象,如开始时的流动相关增强。每当在动脉内发现舒张期假门控现象,异常高信号易误诊为血栓或肿瘤。此时应改变体位反复做门控检查,以便鉴别诊断。如果在收缩期采集的层面上仍见高信号,则可肯定为病理改变。

(六)流动相关增强

在评价血流效应时必须牢记下述事实,即磁体孔洞内任何一处的血液均被磁化了,而仅对磁体中心的均匀区进行 MR 成像,即 RF 线圈选择性地激励一薄层氢质子,然后从中检查自旋回波信号。当缓慢流动的血液进入多层面成像容积的第一层时,前一脉冲序列残留下的部分饱和(去磁化)血液被完全未饱和的血液替代(图 3-18)。从未饱和血液中引出来的强信号反映其完全磁化程度,而邻近的静息组织仍处于部分饱和状态,其程度取决于本身的 T_1 与 TR。由此造成的血管信号增强称为"流动相关增强"(FRE)或"进入现象"。

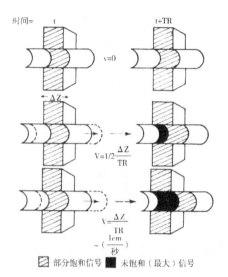

图 3-18　流动相关增强

从进入层血管引出的信号来自两群氢质子：①强信号来自未饱和的充分磁化的上游氢质子(流入端)。②弱信号来自扫描层下游受过前一次激励的氢质子(仍部分饱和)。当血流速度(V)等于层厚(dz)/重复时间(TR)时血管腔内的信号最强。即流动相关增强的 MR 信号最强时，$V = dz/TR$。例如，层厚(dz)为 1 cm，TR 为 1 秒(1 000 毫秒)，流速为 1 cm/s，恰好相当于静脉血流。

流动相关增强在临床 MR 成像中很常见，例如，缓慢流动的股静脉呈增强的高信号，而快速流动的股动脉呈流空的低信号。在多层面成像的容积内，最底层面是股静脉流入的第一个层面，流入的氢质子一旦接收第一个 90°RF 脉冲，随即发出高信号。这些氢质子随后接收 RF 脉冲，发出的信号将逐渐变弱。最大 FRE 信号增强见于一定成像系统的进入层面。因为管腔内信号的绝对值反映血流进入成像层厚前的磁化程度，而后者取决于主磁场的场强。因此 FRE 在高场强条件下比较明显。在一定的场强下，流入血液的相对增强程度也反映邻近静止组织的纵向弛豫程度。因此 FRE 在短 TR 系列中比较明显。静止组织 T_1 值较长，其 FRE 作用也较大(图 3-19)。如果流入的血液能够避开在最初层面内的 90°RF 脉冲，它们就会在进入层厚中层才产生 FRE 增强效应。

二、联合流动现象

上述的流动现象常合并发生，在一次自旋回波采集中，这些作用可产生相加或相减的结果。如果在多次自旋回波的采集中血流稳定，上述联合作用将反映在血管的信号强度上。如果血流不规则,最终信号将反映在不同血流情况下多次采集的总和。

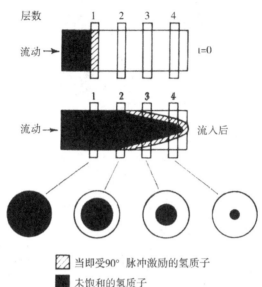

当即受90°脉冲激励的氢质子

末饱和的氢质子

图 3-19 多层面流动相关增强

一般来说,采自慢流的自旋回波比例增加,最终信号强度将增加。如果采自快流的自旋回波数增加,最终信号将减弱。虽有上述规律,但它们的作用并不呈线性关系,在不同流速的条件下,每个自旋回波对最终信号的影响并不相同。而且产生高信号的因素对最终信号强度的影响大于产生低信号的因素。例如,偶尔一次屏气致静脉回流变慢,可能对增强 MR 信号起到很大的影响。

当流速从零增加时,FRE 先出现于进入层面上。在 $V = dz/TR$ 时 FRE 作用最大。当流速继续增加时,FRE 将出现于深部层面,但由于时间飞越丢失与失相作用,最初进入层面可能出现信号减弱。流速增加时第一回波失相即增加,如果对称的第二回波与等速层流持续到第二个 TE,偶数回波复相将会重建第一回波失相丢失的信号,但在第二回波上快速流空效应会加强。在第二回波的信号中将反映抵消性影响,即偶数回波复相使信号增强,而快速流空效应增加会使信号丢失。随着血管口径缩小,在一定流速下失相-复相作用即相应增加。

当静脉或静脉窦在第二回波像上特别明显时,即可能伴有 FRE 效应。因为偶数回波复相仅能恢复第一回波失相丢失的信号,不会增加信号强度。在第一回波上失相会掩盖 FRE,所以 FRE 效应只能在第二回波上评价。

动脉中出现高信号,说明可能存在舒张期假门控。心动周期与 MR 周期完全同步并产生完全的舒张期假门控,实际上是不可能的。临床上必须注意鉴别动脉流动相关的信号增强与肿瘤或血栓。舒张期假门控引起的慢流只能出现于动脉内,而且只能出现于舒张期采集的部分图像上。为了与肿瘤或血栓鉴别,应当重复心脏门控。如果高信号见于心脏收缩期的下部层面上,可以排除流动相关增强。

三、脑脊液流动

脑脊液循环很慢,心搏时才会加快。脑脊液由脑室内面的脉络丛产生,每天约 500 mL。在缓慢稳定的流动过程中,随着每次心搏,脑脊液会产生局部性快速往复运动。收缩期大脑半球膨胀、脉络丛也膨胀。脑底动脉的搏动,也会促进脑脊液往复运动。这种往复运动在脑室与基底池均有,但以中脑导水管最明显。脊髓蛛网膜下腔也可见这种往复运动,以枕大孔以下的颈段较明显,腰段最微弱。脑脊液的这种往复运动像血流一样也会引起流动效应,但以慢流效应为主。

大脑导水管可因流空效应而产生信号丢失,以薄层扫描与 T_2 加权像较明显。第四脑室上端的信号丢失乃涡流所致。侧室与第三脑室孟氏孔附近偶尔亦可见信号丢失。大脑导水管狭窄或梗阻,会减弱信号丢失。

增加大脑导水管流速会加重信号丢失,以慢性交通性脑积水(包括正常压力脑积水)最明显,脑脊液流经大脑导水管的速度为正常人的 6～8 倍。在轻度 T_2 加权像上正常压力脑积水引起的信号丢失最明显,急性交通性脑积水与脑萎缩引起的信号丢失最轻。

脑室僵硬(如周围胶质增生或皮质动脉硬化)可使脑室顺应性降低,可使大脑导水管信号丢失加重。

基底动脉周围的脑脊液往复运动也可引起信号丢失,在薄的 T_2 加权像上最明显,不要误诊为基底支脉的动脉瘤。例如,在 2.5 mm 层厚的 T_2 加权像上 (SE 2 000/50)基底动脉前方可显示明显的流空黑影,形成所谓"假性动脉瘤影",但改用 1 cm 层厚轻度 T_2 加权像(SE 2 000/30)即可显示正常直径的基底动脉。

基底池与脑室内由于流动相关增强可见高信号,尤其是成像容积的流入层面,按信号不同可误诊为蛛网膜囊肿、肿瘤、脂肪瘤,甚至亚急性出血。当进入层面出现高信号影像时,应重复检查,重新摆位,使可疑层面进入成像容积的中央部位。当采用对称性双回波时,可见偶数回波复相,尤其是脑脊液流入层面。

例如小脑延髓池假瘤,在第一回波像上(SE 2 000/40)一侧小脑延髓池显示边界清楚的中等信号"肿瘤",很易误诊为蛛网膜囊肿。在第二回波像上(SE 2 000/80)"肿瘤"呈脑脊液信号。CT造影未见任何"肿瘤"征象。MR高信号乃脑脊液往复运动所致的流动相关增强。当未饱和氢质子进入成像容积最低层面时引起信号增加。

又如第四脑室假肿瘤,在第一回波像上(SE 2 000/40)第四脑室显示高信号影,易于误诊为脂肪瘤、皮样囊肿或其他含脂肪的肿瘤,此处乃成像容积的最底层面,由于流入现象而引起高信号。在第二回波像上(SE 2 000/80)偶数回波复相使信号进一步增强。在进入层面处反复采集,高信号消失,证实乃脑脊液流动伪影。

再如假性亚急性出血也可由流动相关增强引起。在中脑导水管周边可见高信号,颇似亚急性出血。重复扫描高信号影可消失。高信号伪影位于成像容积的最底层面,通过中脑导水管的搏动性往复运动可引起FRE效应。

舒张期假门控在舒张期采集成像中可引起第三脑室高信号,在收缩期采集成像中则呈流空黑影。说明心动周期与MR周期同步时偶尔会在第三脑室引起高信号"假肿瘤"征象。

四、梯度回波成像中的流动现象

采用梯度反转可产生一个"梯度"或"磁场"回波。与常规自旋回波相比,梯度回波技术不用180°脉冲。自旋回波成像中,由于下列原因在垂直于成像层面的血流中可引起信号丢失:①时间飞越效应(在90°脉冲与180°脉冲的间隔期)。②失相,因血流通过层面选择梯度,后者施加在90°与180°脉冲之间。

FLASH与GRASS等梯度回波快速扫描技术,由于没有180°脉冲,时间飞越效应引起的信号丢失明显减弱。另外,没有第一回波失相与第二回波复相,在90°脉冲后检查第一回波之前层面选择梯度已经反转。因此,即使以动脉流速进入的新鲜氢质子也会引起流动相关增强,这种增强不会被常规SE序列中那些使信号减低的因素对抗。因此,在FLASH与GRASS等快速扫描成像中流动相关增强(FRE)特别明显。

另外,快速扫描技术采用小倾斜角与短TR。短TR仅能采集一层的信号,使每个层面均是"进入层面",均可产生FRE效应。短TR还限制了邻近静止组织的恢复,更增加了流动相关增强。

当TR缩短至100毫秒左右,如此短的TR时间使横向磁化矢量不能完全衰减,必然增加T_2的对比度,在倾斜角$<30°$时,T_2加权成分特别明显。因此,小

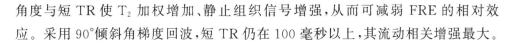

角度与短 TR 使 T$_2$ 加权增加、静止组织信号增强,从而可减弱 FRE 的相对效应。采用 90°倾斜角梯度回波,短 TR 仍在 100 毫秒以上,其流动相关增强最大。

五、MR 流体测定技术

流体定量与显像包括 2 种 MR 技术,一是时间飞越效应,二是相位敏感性。最简单的 MR 流体测定时间飞越法是采用二脉冲附加检查序列,该方法用选择性 90°或 180°脉冲附加或标记一个冲击量的氢质子,用特定间隔与第二个 90°检查脉冲分开。在饱和(90°)"附加"脉冲后,施加一个破坏性梯度分散任何能为第二个 90°脉冲查出的残余横向磁化矢量。该方法的优点是能缩短脉冲间隔至几毫秒,增加了检查的速度范围。

多数成像系统都有用以粗略测定流速的软件,或者采用流动相关效应测定流速。FRE 在第一层面内为 V=dz/TR。因此,在一系列单层采集中每一个层面都是进入层面,改变层厚(dz)与 TR,可使 FRE 达到最大值,从而可以据此测定流速(V)。

相位敏感流体定量技术的根据是通过流入磁场梯度内的自旋质子以积累相位。只要梯度"平衡",静止组织即没有净相位积聚。运动自旋质子,改变施加正梯度与负梯度的位置,在自旋回波时即可积累不同数量的相位。相位积累的多少取决于自旋质子的流速、梯度场的场强与时限。

多数 MR 成像技术对相位不敏感。虽然原始资料中有相位信息,但极少用于 MR 成像。为了消除含糊不清的信息,在积累流体状况的原始数据时必须排除大于 360°的相位信息。减弱梯度场或缩短时限可以达到这一目的,但同时也降低了测定较慢流体的敏感性。为了获得一定的特异性必须部分牺牲敏感性。

六、MR 血管造影技术

MRA 的基本原理与流体定量技术相同,一是时间飞越效应,二是相位敏感性。无论血流成像采用什么特异技术,必须分开血管与静止组织。一种方法是将选择性饱和测定与第一 90°脉冲非选择性测定结合起来。在脉冲间隔内进入的新鲜自旋质子是饱和的,仅发出低信号。而静止的自旋质子不能分辨选择性脉冲与非选择性脉冲,所以在这两种脉冲测定法中信号相同。因此,若将两种测定法的图像相减,消灭了静止组织的信号,仅留下血管的图像。用这种方法可以形成血流图像,但仅限于缓慢的静脉与舒张期的动脉成像。

快速血流与慢速血流信号增强不同是动脉成像技术的基础。通过门控系集心电图 R 波上的自旋回波,并调整 R 延迟时间(即 R 波与 90°脉冲之间的时间),可以获得收缩期与舒张期的血流图像。

偶数回波复相现象是扫描层面内选择性血管成像的基础。由于频率编码梯度总是大于相位编码梯度,因而平行于频率编码轴线方向上的失相——复相现象比较明显。当奇数与偶数回波在慢流中采自频率编码轴时,将两种图像相减后余下的信号主要是复相血管来的信号。采用该方法在采集回波时血流必须慢而稳。为了观察动脉必须选择舒张期采集信号。

第四章

常见疾病的X线诊断

第一节　气管与支气管疾病

一、气管与支气管炎

(一)概述

气管与支气管炎是由生物、物理、化学刺激或过敏等因素引起的气管与支气管黏膜炎症。其临床症状主要为咳嗽和咳痰,可分为急性与慢性两种。

(二)局部解剖

气管起于环状软骨下缘(平第 6 颈椎椎体下缘),向下至胸骨角平面(平第 4 胸椎椎体下缘),分为左、右主支气管,其分叉处称气管杈。左主支气管细而长,嵴下角大,斜行。右主支气管短而粗,嵴下角小,走行较直。主支气管进入肺门后,左主支气管分上、下两支,右主支气管分上、中、下三支,进入相应的肺叶,称肺叶支气管。肺叶支气管再分支即肺段支气管(图 4-1)。

(三)临床表现与病理基础

急性气管与支气管炎起病急,通常全身症状较轻,可有发热。初为干咳或少量黏液痰,随后痰量增多,咳嗽加剧,偶伴血痰。听诊可闻及散在干、湿啰音,咳嗽后减少或消失。呼吸道表现在 2~3 周消失,如反复发生或迁延不愈,可发展为慢性支气管炎。①慢性支气管炎以咳嗽、咳痰为主要症状,患者每年发病持续 3 个月,连续 2 年或 2 年以上,并除外引起慢性咳嗽、咳痰的其他疾病。②急性气管与支气管炎:气管、支气管黏膜充血、水肿,淋巴细胞和中性粒细胞浸润;同时可伴纤毛上皮细胞损伤脱落;黏液腺体肥大、增生。

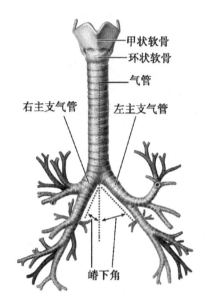

图 4-1　支气管树解剖图

(四)X 线表现

早期 X 线检查无阳性表现,当病变发展到一定阶段,胸片上可出现某些异常征象,主要表现为肺纹理增多、增粗、增强、紊乱、扭曲及变形。由于支气管增厚,当其走行与 X 线垂直时可表现为平行的线状致密影,即"轨道征"。肺组织的纤维化表现为条索状或网状阴影。弥漫性肺气肿表现为肺野透亮度的增加,肋间隙增宽,心脏垂直,膈低平。小叶中心性肺气肿表现为肺透亮度不均匀,或形成肺大疱。肺组织的纤维化也可导致肺动脉压力过高,累及心脏,使肺动脉段隆凸、右心室肥厚增大(图 4-2)。

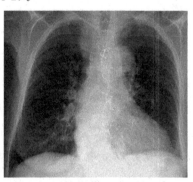

图 4-2　支气管炎 X 线影像表现

双肺纹理增多、增强、增粗、紊乱

二、支气管扩张

(一)概述

支气管扩张为较常见的慢性呼吸道疾病,是指支气管管腔超过正常范围的永久性或不可逆转性改变。它分先天性和继发性两种,以后者居多。继发性支气管扩张大多继发于急、慢性呼吸道感染和支气管阻塞后,反复发生支气管炎症,致使支气管壁结构破坏,引起支气管异常和持久性扩张。

(二)临床表现与病理基础

它主要为慢性咳嗽、咳大量浓痰、反复咯血、反复肺部感染和慢性感染中毒症状等,其严重度可用痰量估计:轻度＜10 mL/d,中度10～150 mL/d,重度＞150 mL/d。50％～70％的患者有不同程度的咯血,咯血量与病情严重程度、病变范围有时不一致。患者反复感染,常表现为同一肺段反复发生肺炎并迁延不愈。早期或干性支气管扩张可无异常肺部体征,病变重或继发感染时常可闻及下胸部、背部固定而持久的局限性粗湿啰音,有时可闻及哮鸣音。支气管扩张常常是位于段或亚段支气管管壁的破坏和炎性改变,受累管壁的结构,包括软骨、肌肉和弹性组织破坏被纤维组织替代。

肉眼可见支气管壁明显增厚,伴有不同程度的变形,管腔可呈囊、柱状或梭状扩张。扩张的管腔内常有黏液及溃疡,支气管壁有不同程度的破坏及纤维组织增生。镜下可见支气管壁淋巴细胞浸润或淋巴样结节,黏液腺及淋巴细胞非常明显。支气管黏膜的柱状上皮常呈鳞状上皮化生。支气管壁有不同程度的破坏,甚至不能见到正常结构,仅见若干肌肉及软骨碎片。管壁上有中性粒细胞浸润,周围肺组织常有纤维化、萎陷或肺炎等病理基础。一般炎性支气管扩张多见于下叶。由于左侧总支气管较细长,与气管的交叉角度近于直角,因此痰液排出比右侧困难,特别是舌叶和下叶基底段更是引流不畅,导致继发感染,伴随支气管行走的肺动脉可有血栓形成。支气管动脉也可肥厚、扩张。支气管动脉及肺动脉间的吻合支明显增多。病变进展严重时,肺泡毛细血管广泛破坏,肺循环阻力增加,最后可并发肺源性心脏病,甚至心力衰竭。

(三)X线表现

支气管扩张在透视或平片肺部可无异常表现,有的表现为肺纹理增多、紊乱或呈网状、蜂窝状,还可见支气管管径明显增粗呈"双轨征"或者不规则的杵状致密影。扩张的支气管表现为多发薄壁囊状空腔阴影,其内常有液平面。病变区可有肺叶或肺段范围肺不张,表现为密度不均的三角致密影,其内可见柱状、囊状透光区及肺纹理聚拢。继发感染时显示小片状和斑点状模糊影,或大片密度增高影,常局限于扩张部位。经治疗可以消退,易反复发作。因此,支气管扩张、肺部感染、肺不张三者常并存,且互为因果(图 4-3)。

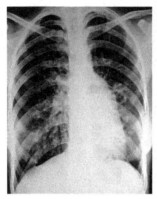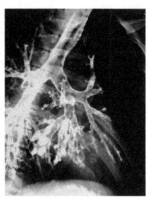

图 4-3 支气管囊状扩张 X 线表现

三、先天性支气管囊肿

(一)概述

先天性支气管囊肿是胚胎发育时期气管-支气管树分支异常的罕见畸形,分为纵隔囊肿、食管壁内囊肿和支气管囊肿。其可为单发或多发,大小可从数毫米至一厘米,占据一侧胸廓的 1/3～1/2。

(二)临床表现与病理基础

婴幼儿的纵隔囊肿可压迫大气道引起呼吸困难、哮鸣或持续性咳嗽,运动时明显加重。一些成人的纵隔支气管囊肿可长到很大而没有症状,出现的症状或体征大多数是由于继发感染引起,或者由囊肿压迫周围组织、器官引起。发生在气管或主支气管分支阶段的发育障碍形成的囊肿位于纵隔内,称为支气管囊肿;发生在小支气管分支阶段的发育障碍形成的囊肿,多数位于肺组织内,称为肺囊肿。支气管-肺囊肿多见于下叶,两肺分布均等;纵隔-支气管囊肿大多位于隆突附近,通过蒂与一侧支气管相连通常为孤立性,后纵隔多见,中纵隔次之,上纵隔最少。囊肿为单房或多房,薄壁,内覆呼吸性上皮,通常充满黏液样物质。囊壁可含黏液腺、软骨、弹性组织和平滑肌。

(三)X 线表现

单发囊肿一般下叶比上叶多见,而多发囊肿可见于一叶、一侧或者双侧肺。

1.含液囊肿

含液囊肿呈圆形、椭圆形或分叶状;高密度影,密度均匀,出血者可见钙化;边缘光滑锐利,有时囊壁可见弧形钙化,周围肺组织清晰;深呼气相、吸气相囊肿形态大小可改变;邻近胸膜无改变。

2.含气囊肿

薄壁环状透亮影,囊肿壁厚度 1 mm 左右;囊肿越大壁越薄;囊壁内外缘光滑且厚度均匀一致;透视下或呼吸相拍 X 线片,可见其大小和形态有改变;与支气管相通处有活瓣性阻塞,则形成张力性含气囊,同侧肺纹理受压集中,且被推向肺尖或肋膈区,纵隔向健侧移位;有时含气囊肿可见间隔,表现为多房性。

3.液气囊肿

囊肿内可见液气平面;感染后囊壁增厚;反复感染后囊壁可有纤维化改变;并发感染则在其周围可见斑片状浸润影,与周围肺组织发生粘连,可是其形态不规则;位于叶间胸膜附近的肺囊肿感染时,可见局部叶间胸膜增厚。

4.多发性肺囊肿

多发性肺囊肿多见于一侧肺;多为含气囊肿,大小不等,占据整侧肺时,称为蜂窝肺或囊性肺;少数可见小的液平面,立位可见高低不平的多个液平面;囊壁薄而边缘锐利,感染后囊壁可增厚且模糊;通常伴有胸膜增厚;肺体积减小(图 4-4)。

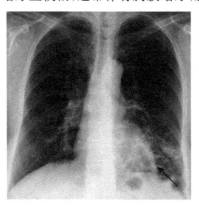

图 4-4　支气管囊肿 X 线表现

左下肺多发囊状影(箭头所示),内见液平

四、气管、支气管异物

(一)概述

气管、支气管异物为临床常见急症。异物可存留在喉咽腔、喉腔、气管和支

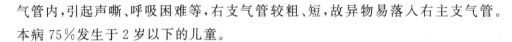

气管内,引起声嘶、呼吸困难等,右支气管较粗、短,故异物易落入右主支气管。本病75%发生于2岁以下的儿童。

(二)临床表现与病理基础

异物所在部位不同,可有不同的症状。

1.喉异物

异物进入喉内时,出现反射性喉痉挛,引起吸气性呼吸困难和剧烈的刺激性咳嗽。如异物停留于喉入口,则有吞咽痛或吞咽困难。如异物位于声门裂,重者出现窒息,轻者出现呛咳及声嘶、呼吸困难、喉鸣音等。如异物为小膜片状贴于声门下,则可只有声嘶而无其他症状。尖锐异物刺伤喉部可发生咯血及皮下气肿。

2.气管异物

异物进入气道立即发生剧烈呛咳,并有憋气、呼吸不畅等症状。随着异物贴附于气管壁,症状可暂时缓解;若异物轻而光滑并随呼吸气流在声门裂和支气管之间上下活动,可出现刺激性咳嗽,并闻及拍击音;有气管异物时可闻及哮鸣音。如异物较大,阻塞气管,可致窒息。此种情况危险性较大,异物随时可能上升至声门引起呼吸困难或窒息。

3.支气管异物

早期症状和气管异物相似,咳嗽症状较轻。若为植物性异物,支气管炎症多较明显即咳嗽、多痰。呼吸困难程度与异物部位及阻塞程度有关。大支气管完全阻塞时,听诊患侧呼吸音消失;不完全阻塞时,可出现呼吸音减弱。

(三)X线表现

气管、支气管异物在影像学中的具体表现,通常会和异物形状、异物大小,以及异物性质、停滞时间、感染与否等因素息息相关。

1.直接征象

金属、石块及牙齿等不透X线的异物在胸部X线片上可显影。根据阴影形态可判断为何种异物。正位及侧位胸片能准确定位。密度低的异物在穿透力强的正位胸片、斜位胸片及支气管体层片上引起气道透亮阴影中断;间接征象:非金属异物在X线片上不易显示,根据异物引起的间接征象可以诊断。

2.气管内异物

异物引起呼气性活瓣梗阻时,发生阻塞性肺气肿,使两肺含气增多。由于吸气时进入肺内的气体比正常情况少,胸腔负压增大,引起回心血量增多,故心脏阴影增大,同时膈肌上升。呼气时因气体不能排除,胸内压力增高,使心影变小,膈肌下降。这些表现与正常情况相反。

3.主支气管异物

(1)一侧肺透光度增高:呼气性活瓣阻塞时患侧透明度升高,肺血管纹理变细。

(2)纵隔摆动:透视或者拍摄呼气相、吸气相X线片对比判断。呼气性活瓣阻塞时纵隔在呼气相向健侧移位,吸气时恢复正常位置。吸气性活瓣阻塞时纵隔在吸气相向患侧移位,呼气时恢复正常位置。

(3)阻塞性肺炎和肺不张:支气管阻塞数小时后可发生小叶性肺炎,较长时间的阻塞后发生肺不张。阻塞性肺炎表现为斑片状阴影,肺纹理增粗、密集、模糊。肺不张后,肺体积缩小,呈致密阴影。长期肺不张引起支气管扩张和肺纤维化,使阴影的密度不均匀。

(4)其他改变:肺泡因剧烈咳嗽时内压增高而破裂,肺间质内有气体进入发生间质性肺气肿,气体沿间质间隙进入纵隔而发生纵隔气肿,表现为纵隔旁带状低密度影,继之发生颈部气肿,面、头、胸部皮下气肿。气体从纵隔破入胸腔发生气胸。

4.肺叶支气管异物

早期为阻塞性肺炎,表现为反复发生或迁延不愈的斑片状阴影。发生肺不张后肺体积缩小、密度增高,病变发生在相应的肺叶内(图4-5)。

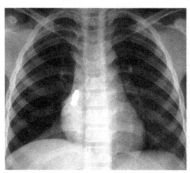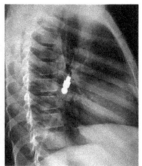

图4-5　右侧中间段支气管异物X线表现

第二节　肺部感染性病变

一、大叶性肺炎

(一)概述

病原体先在肺泡引起炎症,经肺泡间孔向其他肺泡扩散,致使部分肺段或整个肺段、肺叶发生炎症改变。典型者表现为肺实质炎症,通常并不累及支气管。致病菌多为肺炎链球菌。

(二)局部解剖

肺位于胸腔内,在膈肌的上方、纵隔的两侧。肺的表面被覆脏层胸膜,透过胸膜可见许多呈多角形的小区,称肺小叶,肺小叶的炎症称小叶性肺炎。正常肺呈浅红色,质柔软呈海绵状,富有弹性。成人肺的重量约等于自己体重的 1/50,男性平均为 1 000~1 300 g,女性平均为 800~1 000 g。健康男性成人两肺的空气容量为 5 000~6 500 mL,女性小于男性。

两肺外形不同,右肺宽而短,左肺狭而长。肺呈圆锥形,包括一尖、一底、三面、三缘。肺尖钝圆,经胸廓上口伸入颈根部,在锁骨中内 1/3 交界处向上突至锁骨上方达 2.5 cm。肺底位于膈肌上面,受膈肌压迫肺底呈半月形凹陷。肋面与胸廓的外侧壁和前、后壁相邻。纵隔面即内侧面与纵隔相邻,其中央有椭圆形凹陷,称肺门。膈面即肺底,与膈相毗邻。前缘为肋面与纵隔面在前方的移行处,前缘角锐利,左肺前缘下部有心切迹,切迹下方有一突起称左肺小舌。后缘为肋面与纵隔面在后方的移行处,位于脊柱两侧的肺沟中。下缘为膈面与肋面、纵隔面的移行处,其位置随呼吸运动而显著变化。

肺借叶间裂分叶,左肺的叶间裂为斜裂,由后上斜向前下,将左肺分为上、下两叶。右肺的叶间裂包括斜裂和水平裂,它们将右肺分为上、中、下三叶。肺的表面有毗邻器官压迫形成的压迹或沟。如:两肺门前下方均有心压迹;右肺门后方有食管压迹,上方是奇静脉沟;左肺门上方毗邻主动脉弓,后方有胸主动脉(图 4-6)。

(三)临床表现与病理基础

起病急骤,寒战、高热、胸痛、咳嗽、咳铁锈色痰。早期肺部体征无明显异常,重症者可有呼吸频率增快、鼻翼翕动、发绀等。实变期可有典型体征,如患侧呼吸运动减弱,语颤增强,叩诊浊音,听诊呼吸音减低,可闻及湿啰音或病理性支气管呼吸音。

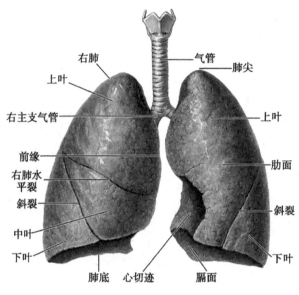

图 4-6　肺局部解剖图

　　大叶性肺炎其病变主要为肺泡内的纤维素性渗出性炎症(图 4-7)。一般只累及单侧肺,以下叶多见,也可先后或同时发生于两个以上的肺叶。典型的自然发展过程大致可分为 4 个期。①充血、水肿期:主要见于发病后 1～2 天。肉眼观,肺叶肿胀、充血,呈暗红色,挤压切面可见淡红色浆液溢出。镜下,肺泡壁毛细血管扩张、充血,肺泡腔内可见浆液性渗出物,其中见少量红细胞、嗜中性粒细胞、肺泡巨噬细胞。渗出物中可检出肺炎链球菌,此期细菌可在富含蛋白质的渗出物中迅速繁殖。②红色肝变期:一般为发病后的 3～4 天进入此期。肉眼观,受累肺叶进一步肿大,质地变实,切面灰红色,较粗糙。胸膜表面可有纤维素性渗出物。镜下,肺泡壁毛细血管仍扩张、充血,肺泡腔内充满含大量红细胞、一定量纤维素、少量嗜中性粒细胞和巨噬细胞的渗出物,纤维素可穿过肺泡间孔与相邻肺泡中的纤维素网相连,有利于肺泡巨噬细胞吞噬细菌,防止细菌进一步扩散。③灰色肝变期:见于发病后的第 5～6 天。肉眼观,肺叶肿胀,质实如肝,切面干燥粗糙,由于此期肺泡壁毛细血管受压而充血消退,肺泡腔内的红细胞大部分溶解消失,而纤维素渗出显著增多,故实变区呈灰白色。镜下,肺泡腔渗出物以纤维素为主,纤维素网中见大量嗜中性粒细胞,红细胞较少。肺泡壁毛细血管受压而呈贫血状态。渗出物中肺炎链球菌多已被消灭,故不易检出。④溶解消散期:发病后1周左右,随着机体免疫功能的逐渐增强,病原菌被巨噬细胞吞噬、溶解,嗜中性粒细胞变性、坏死,并释放出大量蛋白溶解酶,使渗出的纤维素逐渐溶解,肺泡腔内巨噬细胞增多。溶解物部分经气道咳出,或经淋巴吸收,部分被巨噬细胞吞噬。肉眼观,实变的肺组织质地变软,病灶消失,渐近黄色,挤压切面可见少量脓样混浊的液体溢出。病灶肺组织逐渐净化,肺泡重新充气,由于炎症未破坏肺泡壁结构,无组织坏死,故肺组织最终可完全恢复正常。

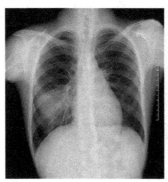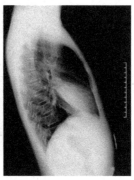

图 4-7 大叶性肺炎 X 线表现

可见大片状高密度影

二、支气管肺炎

(一)概述

病原体经支气管入侵,引起细支气管、终末细支气管及肺泡的炎症,常继发于其他疾病。其病原体有肺炎链球菌、葡萄球菌、病毒、肺炎支原体及军团菌等。

(二)临床表现与病理基础

主要为发热、咳嗽、呼吸困难和发绀,全身中毒症状,肺部可闻及中、小湿啰音等。重症者,以上症状体征明显加重,可有呼吸衰竭、心力衰竭、中毒性脑病、脱水性酸中毒、中毒性肠麻痹、中毒性肝炎,还可并发脓胸、脓气胸、肺脓肿、肺大疱和败血症等。

病理可分为一般性和间质性两大类。一般性支气管肺炎主要病变散布在支气管壁附近的肺泡,支气管壁仅黏膜有炎症。肺泡毛细血管扩张、充血,肺泡内水肿及炎性渗出,浆液性纤维素性渗出液内含大量中性粒细胞、红细胞及细菌。病变通过肺泡间通道和细支气管向周围邻近肺组织蔓延,呈小点片状的灶性炎症,而间质病变多不显著。有时,小病灶融合起来成为较大范围的支气管肺炎,但其病理变化不如大叶性肺炎那样均匀致密。后期在肺泡内巨噬细胞增多,大量吞噬细菌和细胞碎屑,可致肺泡内纤维素性渗出物溶解吸收、炎症消散、肺泡重新充气。间质性支气管肺炎主要病变表现为支气管壁、细支气管壁及肺泡壁的炎症、水肿与炎性细胞浸润,呈细支气管炎、细支气管周围炎及肺间质炎的改变。蔓延范围较广,当细支气管壁上细胞坏死,管腔可被黏液、纤维素及破碎细胞堵塞,发生局限性肺气肿或肺不张。病毒性肺炎主要为间质性肺炎。但有时炎症侵犯到肺泡,致肺泡内有透明膜形成。晚期少数病例发生慢性间质纤维化,可见于腺病毒肺炎。

（三）X线表现

支气管肺炎又称小叶性肺炎,其典型X线表现:病变多见于两肺中下肺野的内、中带;病变具有沿支气管分布的特征,多呈斑点及斑片状密度增高影,边界不清,可以融合呈大片状,液化坏死后可见空洞形成。当支气管堵塞时,可有节段性肺不张形成。支气管肺炎吸收完全,肺部组织可完全恢复,久不消散的则会引起支气管扩张等（图 4-8）。

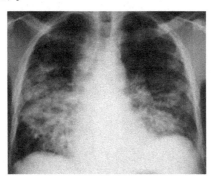

图 4-8　支气管肺炎 X 线表现

右中下肺及左下肺见斑片状密度增高影,边界不清

三、间质性肺炎

（一）概述

该病以弥漫性肺实质、肺泡炎和间质纤维化为基本病理改变,患者常有活动性呼吸困难。X线胸片示弥漫阴影,表现为限制性通气障碍、弥散功能降低和低氧血症。炎症主要侵犯支气管壁、肺泡壁,特别是支气管周围小叶间和肺泡间隔的结缔组织,而且多呈坏死性病变。

(二)临床表现与病理基础

起病常隐匿,病程发展呈慢性经过,机体最初在肺和肺泡壁内表现为炎症反应,最后炎症将蔓延到邻近的间质部分和血管,最终产生间质纤维化,导致瘢痕产生和肺组织破坏,使通气功能降低。继发感染时可有黏液浓痰,伴明显消瘦、乏力、厌食、四肢关节痛等全身症状,急性期可伴有发热。

可分为四期。一期,肺实质细胞受损,发生肺泡炎;二期,肺泡炎演变为慢性,肺泡的非细胞性和细胞性成分进行性地遭受到损害,引起肺实质细胞的数目、类型、位置和(或)分化性质发生变化,肺泡结构的破坏逐渐严重而不可逆转;三期,间质胶原紊乱,肺泡结构大部损害和显著紊乱,镜检可见大量纤维组织增生;四期,肺泡结构完全损害,代之以弥漫性无功能的囊性变化。不能辨认各种类型间质纤维化的基本结构和特征。

(三)X线表现

病变分布广泛,多好发于两肺门及肺下野,且两肺同时受累,多见于支气管血管周围间质,呈纤细条索状密度增高影,走行僵直,可相互交织成网格状。病变也可呈细小结节影,大小一致,分布不均,通常不累及肺尖和两肺外带。由于其炎性浸润,可使肺门影增大,密度增高。病变消散较慢,部分消散不完全的可导致慢性肺间质纤维化或支气管扩张(图4-9)。

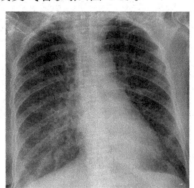

图4-9 间质性肺炎X线影像表现

双肺可见纤细条索状密度增高影,走行僵直

四、真菌性肺炎

(一)概述

引起原发性真菌性肺炎的大多是皮炎芽生菌、荚膜组织胞浆菌或粗球孢子菌,其次是申克孢子丝菌、隐球菌、曲菌或毛霉菌等菌属。真菌性肺炎可能是抗感染治疗的一种并发症,尤其见于病情严重或接受免疫抑制治疗及患有艾滋病而致防御功能下降的患者。

(二)临床表现与病理基础

常继发于婴幼儿肺炎、肺结核、糖尿病、血液病等,滥用抗生素和激素等是其主要诱因。它具有支气管肺炎的各种症状和体征,但起病缓慢,多在应用抗生素治疗中肺炎出现或加剧,可有发热、剧烈咳嗽,痰为无色胶冻样,偶带血丝。肺部听诊可有中、小水泡音。其病理改变可有过敏、化脓性炎症反应或形成慢性肉芽肿。

(三)X线表现

肺曲菌球是肺曲菌病的最具特征的表现,多位于肺部空洞或空洞内的圆形、类圆形致密影,大小为3～4 cm,密度一般均匀,边缘光整,可部分钙化,其位置可以改变。在曲球菌与空洞壁之间有时可见新月形空隙,称为空气半月征。如支气管黏液阻塞支气管可引起远侧肺组织的实变和不张,病灶坏死可形成脓肿,少数可见空洞形成,侵袭性曲菌病主要表现为单侧或双侧肺叶或肺段的斑片样致密影(图 4-10)。

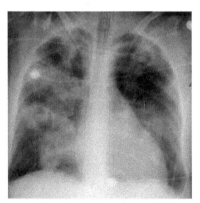

图 4-10　真菌性肺炎 X 线表现

双肺可见片状高密度影,其内可见空洞及空洞内可见
类圆形致密影,密度尚均匀,可见空气半月征

五、外源性变应性肺泡炎

(一)概述

外源性变应性肺泡炎是一组由不同致敏原引起的非哮喘性变应性肺疾病,

以弥漫性间质炎为其病理特征。该病是由吸入含有真菌孢子、细菌产物、动物蛋白质或昆虫抗原的有机物尘埃微粒(直径<10 μm)所引起的变态反应。

(二)临床表现与病理基础

一般于接触抗原数小时后出现症状:发热、干咳、呼吸困难、胸痛及发绀。少数患者接触抗原后可先出现喘息、流涕等速发变态反应,4～6小时后呈Ⅲ型变态反应。肺部可有湿啰音,多无哮鸣音,无实化或气道梗阻表现。

病理表现为亚急性肉芽肿样炎症,有淋巴细胞、浆细胞、上皮样细胞及朗格汉斯巨细胞浸润等,以致间质增宽。经过慢性病程后出现间质纤维化及肺实质破坏,毛细支气管因胶原沉着及肉芽组织堵塞而闭锁。持续接触致敏抗原后可发生肺纤维变,严重时肺呈囊性蜂窝状。

(三)X 线表现

急性早期胸部 X 线可无明显异常。曾有报道,病理活检证实有外源性变应性肺泡炎,但胸部 X 线完全正常。另有 26 例临床症状典型的蘑菇肺仅 8 例显示胸部 X 线异常。另一组报道,107 个农民肺有 99 例(92.5%)胸部 X 线有弥漫性肺部阴影。阴影的多少与肺功能、临床症状严重程度不一定相平行。胸部 X 线表现多为两肺弥散的结节,结节的直径从 1 mm 至数毫米不等,边界不清,或呈磨玻璃阴影。有的阴影为网状或结节型,病变分布虽无特殊的倾向但肺尖和基底段较少。细网状和结节型多为亚急性表现。有学者曾见到农民肺、蘑菇肺,急性期在暴露于重度抗原后短时间内两下肺泡样阴影比较常见。肺泡样阴影常为闭塞性细支气管炎的小气道闭塞,所致肺泡内的内容物形成密度增加的影像(图 4-11)。

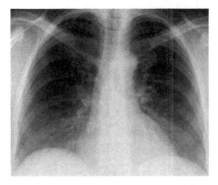

图 4-11　外源性变应性肺泡炎 X 线表现

两中下肺的磨玻璃影

六、肺脓肿

(一)概述

肺脓肿是多种病原菌感染引起的肺组织化脓性炎症,导致组织坏死、破坏、液化形成脓肿,以高热、咳嗽、咳大量脓臭痰为主要临床特征。常见病原体包括金黄色葡萄球菌、化脓性链球菌、肺炎克雷伯杆菌和铜绿假单胞菌等。

(二)临床表现与病理基础

1.临床表现

(1)吸入性肺脓肿起病急骤,畏寒、高热,体温达 39～40 ℃,伴有咳嗽、咳黏液痰或黏液脓性痰。炎症累及壁层胸膜可引起胸痛,且与呼吸有关。病变范围大时可出现气促。此外还有精神不振、全身乏力、食欲缺乏等全身中毒症状。如感染不能及时控制,可于发病后 10～14 天,突然咳出大量脓臭痰,偶有中、大量咯血而突然窒息死亡。

(2)血源性肺脓肿多先有原发病灶引起的畏寒、高热等感染中毒症状的表现,经数天或数周后才出现咳嗽、咳痰,痰量不多,极少咯血。

(3)慢性肺脓肿患者常有咳嗽、咳脓痰、反复发热和咯血,持续数周到数月。可有贫血、消瘦等慢性消耗症状。肺部体征与肺脓肿的大小和部位有关。早期常无异常体征,脓肿形成后病变部位叩诊浊音,呼吸音减低,数天后可闻及支气管呼吸音、湿啰音;随着肺脓肿增大,可出现空瓮音;病变累及胸膜可闻及胸膜摩擦音或出现胸腔积液。慢性肺脓肿常有杵状指(趾)。

2.病理基础

病理表现为肺组织化脓性炎症、坏死,形成肺脓肿,继而坏死组织液化破溃到支气管,脓液部分排出,形成有气液平的脓腔,空洞壁表面常见残留坏死组织。病变有向周围扩展的倾向,甚至超越叶间裂波及邻近的肺段。若脓肿靠近胸膜,可发生局限性纤维蛋白性胸膜炎、胸膜粘连;如为张力性脓肿,破溃到胸膜腔,则可形成脓胸、脓气胸或支气管胸膜瘘。肺脓肿可完全吸收或仅剩少量纤维瘢痕。若支气管引流不畅,坏死组织残留在脓腔内,炎症持续存在,则转为慢性肺脓肿。脓腔周围纤维组织增生,脓腔壁增厚,周围的细支气管受累,致变形或扩张。

(三)X 线表现

急性化脓性炎症阶段,表现为大片的致密影,密度均匀,边缘模糊。如有坏死液化则密度可降低,坏死物排出后空洞形成,可见液平面;如病变好转,则显示脓肿空洞内容物及液平面减少甚至消失,愈合后可不留痕迹,或仅少许条索影。病程较快的患者,由于坏死面积较大,可见肺组织体积减小。病程较慢者空洞周围纤维组织增生,空洞壁也更为清晰,肺脓肿邻近的胸膜可增厚,也可形成脓胸或脓气胸(图4-12)。

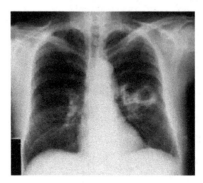

图 4-12　肺脓肿 X 线表现

左中肺脓肿空洞,其内可见液平面,边缘模糊

七、肺结核

(一)概述

肺结核是由结核分枝杆菌引发的肺部感染性疾病,是严重威胁人类健康的疾病。结核分枝杆菌的传染源主要是排菌的肺结核患者,通过呼吸道传播。健康人感染此菌并不一定发病,只有在机体免疫力下降时才发病。临床分型如下。

1.原发型肺结核

多见于年龄较大的儿童。婴幼儿及症状较重者可急性起病,发热可达 39～40 ℃;可有低热、食欲缺乏、疲乏、盗汗等结核中毒症状。少数有呼吸音减弱,偶可闻及干、湿啰音。

2.血行播散型肺结核

起病急剧,有寒战、高热,体温可达 40 ℃以上,多呈弛张热或稽留热,血沉加快。亚急性与慢性血行播散型肺结核病程较缓慢。

3.浸润型肺结核

多数发病缓慢,早期无明显症状,后渐渐出现发热、咳嗽、盗汗、胸痛、消瘦、咳痰及咯血等症状。

4.慢性纤维空洞型肺结核

反复出现发热、咳嗽、咯血、胸痛、盗汗、食欲缺乏等,胸廓变形,病侧胸廓下陷,肋间隙变窄,呼吸运动受限,气管向患侧移位,呼吸减弱。

(二)临床表现与病理基础

可出现呼吸系统症状和全身症状。呼吸系统症状主要为咳嗽、咳痰、咯血、胸痛、呼吸困难等;全身症状为结核中毒症状,发热为最常见的症状,多为长期午后潮热,部分患者有倦怠乏力、盗汗、食欲缺乏和体重减轻等症状。

1.原发型肺结核

结核杆菌经呼吸道进入肺后,最先引起的病灶称原发灶,常位于肺上叶下部或下叶上部靠近胸膜处,病灶呈圆形,约 1 cm 大小。病灶内细菌可沿淋巴到达肺门淋巴结,引起结核性淋巴管炎和肺门淋巴结结核。肺原发灶、结核性淋巴管炎、肺门淋巴结结核合称原发复合征,是原发型肺结核的特征性病变。

2.血行播散型肺结核

该病由结核杆菌一次大量侵入引起,结核杆菌的来源可由肺内病灶或肺外其他部位的结核灶经血行播散。这些部位的结核杆菌先进入静脉,再经右心室和肺动脉播散至双肺。结核在两肺形成 1.5～2.0 mm 大小的粟粒样结节,这些结节病灶是增殖性或渗出性的,在两肺分布均匀、大小亦较均一。

3.浸润型肺结核

该病多见于外源性继发型肺结核,即反复结核杆菌感染后所引起,少数是体内潜伏的结核杆菌,在机体抵抗力下降时进行繁殖,而发展为内源性结核。也有由原发病灶形成者,多见于成年人,病灶多在锁骨上下,呈片状或絮状,边界模糊,病灶可呈干酪样坏死,引发较重的毒性症状,而成干酪性(结核性)肺炎,坏死灶被纤维包裹后形成结核球。经过适当治疗的病灶,炎症吸收消散,遗留小干酪灶,钙化后残留小结节病灶,呈现纤维硬结病灶或临床痊愈。有空洞者,也可经治疗吸收缩小或闭合,有不闭合者,也无存活的病菌,称为"空洞开放愈合"。

4.慢性纤维空洞型肺结核

由于治疗效果和机体免疫力的不同,病灶有吸收、恶化等交替发生的现象,单或双侧,单发或多发的厚壁空洞,常伴有支气管播散型病灶和胸膜肥厚。由于病灶纤维化收缩,肺门上提,纹理呈垂柳状,纵隔移向病侧,邻近肺组织或对侧肺呈代偿性肺气肿,常并发慢性气管炎、支气管扩张、继发肺感染、肺源性心脏病等;更重者肺组织广泛破坏、纤维增生,导致肺叶或单侧肺收缩,而成"毁损肺"。

(三)X 线表现

1.原发型肺结核(Ⅰ型肺结核)

多见于儿童,少数见于青年,常无影像学异常。如果发生明显的感染,常常表现为气腔实变阴影（图 4-13），累及整个肺叶。原发型肺结核患者可发生胸腔积液，常仅表现为胸腔积液而无肺实质病变。淋巴结增大常发生于儿童原发型肺结核感染。有时可侵及肺门淋巴结（图 4-14）和纵隔淋巴结，尤其好发于右侧气管旁区域，可增大。淋巴结增大在成人原发型肺结核中罕见，除非是免疫功能低下的患者。原发复合征即肺部原发灶、局部淋巴管炎和所属淋巴结炎三者的合称，X 线表现多为上叶下部及下叶后部靠近胸膜处的云絮状或类圆形高密度影，边缘可模糊不清（图 4-15）。如有突出于正常组织轮廓的肿块影，多为肺门及纵隔肿大的淋巴结。典型的原发复合征显示为原发灶、淋巴管炎与肿大的肺门淋巴结连接在一起，形成哑铃状，此种征象已不多见。

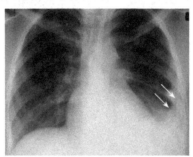

图 4-13 原发型肺结核 X 线表现

胸部正位片可见左肺下叶实变，伴左侧少量胸腔积液（箭头）

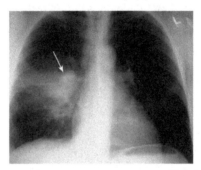

图 4-14 原发型肺结核淋巴结增大 X 线表现

胸部正位片显示右肺门淋巴结增大（箭头）伴肺内实变及轻度气管旁淋巴结增大

2.胸内淋巴结结核

按病理改变分型为炎症型和结节型。炎症型多为从肺门向外扩展的高密度影，边缘模糊，与周围组织分界不清，亦可成结节状改变。结节型多表现为肺门区域突出的圆形或卵圆形边界清楚的高密度影，右侧多见。如气管旁淋巴结肿大可表现为上纵隔影增宽，如呈波浪状改变，则为多个肿大的淋巴结。对于一些隐匿于肺门阴影中或是气管隆嵴下的肿大淋巴结,通过 CT 扫描可清楚地显示其大小及形态。

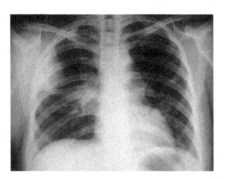

图 4-15 右侧原发复合征 X 线表现

3.血行播散型肺结核(Ⅱ型肺结核)

血行播散型肺结核也称急性粟粒性肺结核,X 线表现:典型病灶分布特点为"三均匀",即广泛均匀分布于两肺的粟粒样的结节状高密度影,大小为 1~2 mm,部分呈磨玻璃样改变,病灶晚期可见融合。CT 扫描尤其是高分辨率 CT 扫描可清晰显示弥漫性的粟粒性病灶,并可观察病灶有无渗出。

4.亚急性或慢性血行播散型肺结核

X 线表现为"三不均匀",即双肺多发大小不一,密度不均的渗出增殖灶和纤维钙化,钙化灶多见于肺尖和锁骨下,渗出病灶多位于其下方,病灶融合可产生干酪性坏死,形成空洞(图 4-16)。

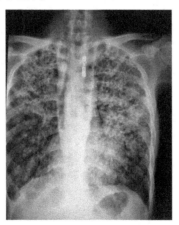

图 4-16 双肺急性粟粒型肺结核伴椎旁脓肿 X 线表现

5.慢性血行播散型肺结核

病变类似于亚急性血行播散型肺结核表现,只是大部分病变呈增殖性改变,病灶边缘基本清晰,纤维索条状影更明显,或者病灶钙化更多见,胸膜增厚和粘连更显著等。同时,两肺纹理增粗、紊乱更明显。

6.继发型肺结核(Ⅲ型肺结核)

浸润型肺结核:病变多局限于肺的一部,以肺尖、锁骨上、下区及下叶背段为多见。X线片上的征象多样,一般为陈旧性病灶周围出现渗出性病灶,表现为中心密度较高而边缘模糊的致密影;新渗出性病灶表现为小片状云絮状影,范围较大的病灶可波及一个肺段或整个肺叶;空洞常表现为壁薄、无内容物或很少液体;渗出、增殖、播散、纤维化、空洞等多种性质的病灶可同时存在,活动期的肺结核易沿着支气管向同侧或对侧播散。

7.干酪性肺炎

干酪性肺炎似大叶性肺炎,显示一片无结构的、密度较不均匀的致密影,可累及一肺段或肺叶,密度较一般的肺炎高;干酪样坏死灶中心发生溶解、液化并可经支气管排出,出现虫蚀样空洞或无壁空洞;下肺野及对侧肺野可见沿支气管分布的小斑片状播散灶。

8.结核球

结核球大多为孤立性球形病灶,多发者少见,多位于上叶尖后段和下叶背段。形态常为圆形或椭圆形,有时可见分叶(几个球形病灶融合在一起形成),一般 2~3 cm。其内可见点状钙化、层状钙化影;结核瘤中心的干酪改变可以液化而形成空洞,常为厚壁性;结核瘤附近肺野可见散在的结核病灶,即"卫星病灶"(图 4-17)。

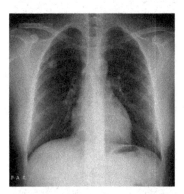

图 4-17　右上肺结核球 X 线影像学表现

9.慢性纤维空洞型肺结核

其表现为两上肺野广泛的纤维索条状病灶及新旧不一的结节状病灶;可见形状不规则的纤维性空洞,少有液气面。同侧或对侧可见斑片状播散病灶,密度可低可高甚至钙化。纵隔气管向患侧移位,同侧肺门影上移,其肺纹理拉长呈垂直走向,如垂柳状,患侧胸部塌陷;常伴有胸膜肥厚、粘连,无病变区呈代偿性肺气肿(图 4-18)。

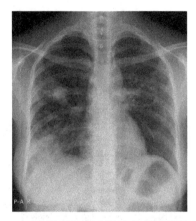

图 4-18　右侧浸润型肺结核 X 线影像学表现

10.结核性胸膜炎

结核性胸膜炎多表现为单侧及双侧的胸腔积液。当积液量＞250 mL 时,立位胸片检查则可发现。X 线表现为两侧肋膈角变钝,呈内低外高的弧形液体阴影。叶间裂积液表现为沿叶间裂走向的梭形高密度影,积液量较多时可呈圆形或卵圆形。包裹性积液表现为突向肺野内的扁丘状及半圆形密度增高影,边界清楚。

八、肺炎性假瘤

(一)概述

肺炎性假瘤是肺内良性肿块,是由肺内慢性炎症产生的肉芽肿、机化、纤维结缔组织增生及相关的继发病变形成的肿块,并非真正肿瘤。它是一种病因不明的非肿瘤性病变。

(二)临床表现与病理基础

肺炎性假瘤患者多数年龄在 50 岁以下,女性多于男性。1/3 的患者没有临床症状,仅偶然在 X 线检查时发现,2/3 的患者有慢性支气管炎、肺炎、肺化脓症的病史,以及相应的临床症状,如咳嗽、咳痰、低热,部分患者还有胸痛、血痰,甚至咯血,但咯血量一般较少。

肺炎性假瘤的病理学特征是组织学的多形性,肿块内含有多少不等的肉芽组织、排列成条索的成纤维细胞、浆细胞、淋巴细胞、组织细胞、上皮细胞,以及内含中性脂肪和胆固醇的泡沫细胞。肺炎性假瘤一般位于肺实质内,累及支气管的仅占少数。绝大多数单发,呈圆形或椭圆形结节,一般无完整的包膜,但肿块较局限、边界清楚,有些还有较厚而缺少细胞的胶原纤维结缔组织与肺实质分开。

(三)X 线表现

病变形态不一,大小不等,多在 5 cm 以下,位于肺的表浅部位,一般为中等密度影,密度可均匀,硬化血管瘤型可见斑点状钙化影。有假性包膜时,病变边界清楚,乳头状增生型多见,有的肿块由于不规则可表现为分叶状;无假性包膜时,边界模糊,以组织细胞增生型多见。有的炎性假瘤甚至表现为周围型肺癌的毛刺样改变(图 4-19)。

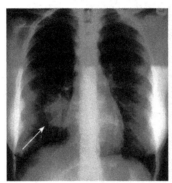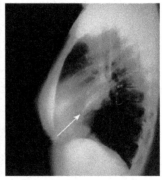

图 4-19　肺炎性假瘤 X 线表现

右肺中叶软组织肿块,边缘见毛刺(箭头)

九、慢性肺炎

(一)概述

慢性非特异性炎症可分为原发性慢性肺炎和急性肺炎。促成慢性肺炎的因素有营养不良、佝偻病、先天性心脏病或肺结核患儿发生肺炎致病程迁延;病毒感染引起的间质性肺炎,易演变为慢性肺炎;反复发生的上呼吸道感染或支气管炎及慢性鼻窦炎均为慢性肺炎的诱因;深入支气管的异物,特别是缺乏刺激性而不产生初期急性发热的异物(如枣核等),因被忽视而长期存留在肺部,最终形成慢性肺炎;免疫缺陷小儿,包括体液免疫及细胞免疫缺陷,补体缺乏及白细胞吞噬功能缺陷皆可致肺炎反复发作,最后变成慢性肺炎;原发性或继发性呼吸道纤毛形态及功能异常亦可致肺慢性炎症。

(二)临床表现与病理基础

慢性肺炎的特点是周期性的复发和恶化,呈波浪形。由于病变的时期、年龄和个体的不同,症状多种多样。在静止期体温正常,无明显体征,几乎没有咳嗽,但在运动时容易气喘。在恶化期常伴有肺功能不全,出现发绀和呼吸困难等。恶化后好转很缓慢,患者会经常咳痰,甚至出现面部水肿、发绀、胸廓变形和杵状指(趾)。

炎症病变可侵及各级支气管、肺泡、间质组织和血管。特别在间质组织的炎症,每次发作时都有所进展,使支气管壁弹力纤维破坏,终因纤维化而致管腔狭窄。同时,由于分泌物堵塞管腔而发生肺不张,终致支气管扩张。由于支气管壁及肺泡间壁的破坏,空气经过淋巴散布,进入组织间隙,可形成间质性肺气肿。局部血管及淋巴也发生增生性炎症,导致管壁增厚、管腔狭窄。

(三)X线表现

1.肺纹理增强

支气管壁和支气管周围组织的细胞浸润、结缔组织增生,以及小叶间隔的细胞浸润与结缔组织增生是肺纹理增强的病理基础。在胸片上,前者表现为走行紊乱的不规则线条状阴影,可伴有血管的扭曲移位及全小叶肺气肿。

2.结节和斑片状阴影

气管周围的渗出与增生改变的轴位影像和腺泡病变表现为结节影。支气管的狭窄扭曲可导致小叶肺不张或盘状肺不张。小叶肺不张呈斑片状阴影,盘状肺不张呈条状阴影。

3.肺段、肺叶及团块阴影

慢性炎症局限于肺叶或肺段时则呈肺叶肺段阴影,肺叶肺段阴影可体积缩小。由于合并支气管扩张、肺气肿、肺大疱或小脓肿、肺叶或肺段阴影的密度可不均匀。在支气管体层片或支气管造影片上可见支气管扩张,但支气管狭窄或阻塞较少见。有时在肺叶肺段阴影内可见团块状阴影,其病理基础为脓肿或炎性肿块。肺叶阴影多见于右中叶慢性炎症。其他肺叶较少见,肺段阴影较常见。呈肿块阴影的慢性肺炎,其大小从 3 cm 以下至 10 cm 以上,肿块边缘较清楚,周围可见不规则索条状阴影,在团块内有时可见支气管扩张。炎性肿块阴影在正、侧位胸片上各径线差别有时较大,例如在正位胸片上呈圆形,在侧位胸片上呈不规则形状或椭圆形,此表现有利于与周围型肺癌鉴别。

4.蜂窝状及杵状影

含空气的囊状支气管扩张可呈蜂窝状阴影,含有黏液的支气管扩张可表现为杵状阴影,其特点为与支气管走行方向一致。

5.肺气肿征象

弥漫性慢性肺炎可合并两肺普遍性肺气肿。而局限性慢性肺炎常与瘢痕旁肺气肿并存,因此慢性肺炎区的密度不均匀。有时慢性肺炎还可与肺大疱并存。

6.肺门团块状阴影

肺门区炎性肺硬化可表现为边缘不整齐、形态不规则类圆形团块状影,此时常需与肺癌鉴别。有时慢性肺炎还可伴有肺门淋巴结增大,但较少见(图 4-20)。

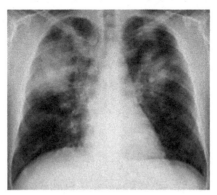

图 4-20　慢性肺炎 X 线表现

十、放射性肺炎

(一)概述

放射性肺炎是肺组织接受一定剂量的电离辐射后所导致的急性炎性反应。目前对该病的基础及临床研究不多,缺乏严格的诊断标准,治疗多数为对症处理、长期大剂量激素治疗等。停止放射治疗(放疗)后多数患者可以缓慢恢复,也有部分患者逐步发展成放射性肺纤维化,严重者会导致患者呼吸衰竭而死亡。

(二)临床表现与病理基础

放射性肺炎通常发生于放射治疗后 3 个月内,如果照射剂量较大或同时接受了化疗,或者遗传性放射损伤高度敏感的患者,放射性肺炎也可能发生于放射治疗开始后 2～3 周内。肺癌患者接受放疗后 70% 以上的患者会发生轻度的放射性肺损伤,多数无症状或症状轻微,仅有 10%～20% 的患者会出现临床症状。放射性肺炎的临床症状没有特异性,通常的临床表现为咳嗽、气短、发热等,咳嗽多为刺激性干咳,气短程度不一,轻者只在用力活动后出现,严重者在静息状态下也会出现明显呼吸困难。部分患者可以伴有发热,甚至发生在咳嗽、气短等症状出现前,体温多在 37~38.5 ℃,但也有出现 39 ℃ 以上高热者。放射性肺炎的体征不明显,多无明显体征,部分患者会出现体温升高、肺部湿啰音等表现。放射性肺炎临床症状的严重程度与肺受照射的剂量及体积相关,也和患者的个体遗传差异相关。

电离辐射导致放射性肺炎的靶细胞包括Ⅱ型肺泡细胞、血管内皮细胞、成纤维细胞及肺泡巨噬细胞等。Ⅱ型肺泡细胞合成和分泌肺泡表面活性物质,维持肺泡表面张力,接受电离辐射后,Ⅱ型肺泡细胞胞质内板层小体减少或畸形,肺泡细胞脱落到肺泡内,导致肺泡张力变化,肺的顺应性降低,肺泡塌陷不张。血管内皮细胞的损伤在照射后数天内就可以观察到,毛细血管内皮细胞超微结构发生变化,细胞内空泡形成、内皮细胞脱落,并可以发生微血栓形成、毛细血管阻塞,最终导致血管通透性改变,肺泡换气功能受损。肺泡巨噬细胞及成纤维细胞在接受电离辐射损伤后也会出现相应的变化,这也促进和加重了放射性肺炎的发生。

(三)X 线表现

其表现取决于放射线照射的部位、照射的方向、照射野及照射量。乳腺癌术后放疗照射所引起的放射性肺炎病灶多位于第 1~2 肋间;肺癌放疗后引起的放射性肺炎发生在原发病灶所在的肺叶;食管癌于恶性淋巴瘤放疗后引起的放射性肺炎位于两肺内带。放射性肺炎的 X 线表现:急性期,通常表现为大片状高密度阴影,密度较均匀,边缘较模糊;慢性期,由于病灶纤维结缔组织增生明显,原来的大片状阴影范围缩小,病灶较前密度增高而不均匀,可见网状及纤维索条状阴影。大范围的慢性放射性肺炎体积缩小可伴纵隔向患侧移位,同侧胸膜肥厚、粘连,胸廓塌陷变形,膈肌升高(图 4-21)。

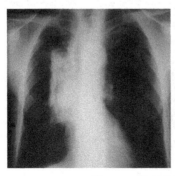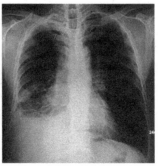

图 4-21　放射性肺炎 X 线表现

十一、特发性肺间质纤维化

(一)概述

特发性肺间质纤维化是一种原因不明,以弥漫性肺泡炎和肺泡结构紊乱为主要特征,最终导致肺间质纤维化的疾病,按病程有急性、亚急性和慢性之分,临床更多见的是亚急性和慢性。现认为该病与免疫损伤有关。预后不良,早期患者即使对激素治疗有反应,生存期一般也仅有 5 年。

(二)临床表现与病理基础

通常为隐匿性起病,主要的症状是干咳和劳力性气促。随着肺纤维化的发展,发作性干咳和气促逐渐加重。进展的速度有明显的个体差异,经过数月至数年发展为呼吸衰竭和肺源性心脏病。起病后平均存活时间为 2.8~3.6 年。通常没有肺外表现,但可有一些伴随症状,如食欲缺乏、消瘦等。体检可发现呼吸浅快,双肺底可闻及吸气末期 Velcro 啰音。晚期可出现发绀等呼吸衰竭和肺源性心脏病的表现。50% 以上的患者有杵状指(趾)。

特发性肺纤维化的病理改变与病变的严重程度有关。主要特点是病变在肺内分布不均一,肺泡壁增厚,伴有胶原沉积、细胞外基质增加和单核细胞浸润。炎症细胞不多,通常局限在胶原沉积区或蜂窝肺区。肺泡腔内可见到少量的Ⅱ型肺泡上皮细胞聚集,可以看到蜂窝肺气囊、纤维化和纤维增殖灶。

(三)X 线表现

1.磨玻璃样影及实变影

病变早期,两下肺后外基底段部位可见小叶状轻度密度增高影;其内可见含气的支气管影,支气管增粗。实变影可相互融合成肺段甚或肺叶实变。

2.线状影

表面与胸膜面垂直的细线形影,长为 1~2 mm,宽约 1 mm,多见于两肺下叶,也可见其他部位。两肺中内带区域的小叶间隔增厚则表现为分枝状细线影。

3.胸膜下弧形线影

表现为胸膜下 0.5 cm 以内的、与胸壁内面弧度一致的弧形线影,长 5~10 cm,边缘较清楚或较模糊,多见于两下肺后外部。

4.蜂窝状影

表现为 1 mm 至 2 cm 大小不等的圆形或椭圆形含气囊腔,壁较薄而清楚,与正常肺交界面清楚。主要分布于两肺基底部胸膜下区。

5.小结节影

在蜂窝、网、线影基础上,可见少数小结节影,边缘较清楚,并非真正的间质内结节,而是纤维条索病变在横断面上的表现,或相互交织而成。

6.肺气肿

小叶中心性肺气肿表现为散在的、直径 2～4 mm 的圆形低密度区,无明确边缘,多见于肺部外围,但随病变发展可逐渐见于肺中央部。有时胸膜下可见直径 1～2 cm 的圆形或椭圆形肺气囊。

7.支气管扩张

支气管扩张主要为中、小支气管扩张,多为柱状扩张,可伴支气管扭曲、并拢。

十二、肺结节病

(一)概述

肺结节病是一种病因未明的多系统、多器官的肉芽肿性疾病,近年来已引起国内学者广泛注意。它常侵犯肺、双侧肺门淋巴结、眼、皮肤等。其胸部受侵率高达 80%～90%。本病呈世界性分布,欧美国家发病率较高,亚洲民族少见。多见于 20～40 岁,女性略多于男性。病因尚不清楚,部分病例呈自限性,大多预后良好。

(二)临床表现与病理基础

早期结节病的症状较轻,常见的呼吸道症状和体征有咳嗽、无痰或少痰,偶有少量血丝痰,可有乏力、低热、盗汗、食欲缺乏、体重减轻等。病变广泛时可出现胸闷、气急,甚至发绀。后期主要是肺纤维化导致的呼吸困难。肺部体征不明显,部分患者有少量湿啰音或捻发音。

结节病的病理特点是非干酪样坏死性类上皮肉芽肿。肉芽肿的中央部分主要是多核巨噬细胞和类上皮细胞,后者可以融合成朗格汉斯巨细胞。周围有淋巴细胞浸润,而无干酪样病变。

(三)X 线表现

有 90% 以上的患者伴有胸部 X 线的改变,而且常是结节病的首次发现。

1.纵隔、肺门淋巴结肿大

纵隔、肺门淋巴结肿大为结节病的最常见表现,且为唯一异常表现。多组淋巴结肿大是其特点,其中两侧肺门对称性淋巴结肿大且状如土豆,为本病典型表现。其肿大淋巴结一般 6～12 个月可自行消退,恢复正常;或在肺部出现病变过程中,开始缩小或消退;或不继续增大,此为结节病的发展规律(图 4-22)。

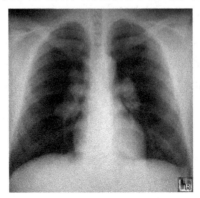

图 4-22　肺结节病 X 线表现
两侧纵隔、肺门淋巴结肿大

2.肺部病变

肺部病变多发生在淋巴结病变之后。最常见的病变为两肺弥漫性网状结节影,但肺尖或肺底少或无。结节大小不一,多为 1～3 mm,轮廓尚清楚。其次为圆形病变,直径 1.0～1.5 cm,密度均匀,边缘较清楚,单发者类似肺内良性病变或周围型肺癌,多发者则似肺内转移瘤。其余为阶段性或小叶性浸润,类似肺部炎性病变,一般伴或不伴胸腔内淋巴结病变。少数表现为单纯粟粒状结节,颇似急性粟粒型肺结核。以纤维性病变为主,不易与其他原因所致的肺纤维化区别,且可引起多种继发性改变。

3.胸膜病变

胸膜渗液可能为胸膜脏层、壁层广泛受累所致。肥厚的胸膜为非干酪性肉芽肿。

4.骨骼病变

骨骼病变较少见,约占全部结节病的 10%。骨损害一般限于手、足的短管状骨,显示小囊状骨质缺损并伴有末节指(趾)变细、变短。

十三、硅肺

(一)概述

硅肺是由于长期吸入石英粉尘所致的以肺部弥漫性纤维化为主的全身性疾病,是我国目前常见的且危害较为严重的职业病。它是职业病中发病率最高的病种之一,也是 12 种尘肺中较重的一种。

(二)临床表现与病理基础

硅肺的早期患者可能没有自觉症状,或症状很轻。Ⅱ期、Ⅲ期硅肺患者多有症状,但症状轻重和胸部 X 线改变的程度不一定平行,在有肺部并发症时,症状加重。早晨咳嗽较重,无痰或有少量黏液痰,肺内有并发感染时,则痰量增多,或有脓性痰。单纯硅肺多无胸痛或有轻微胸痛,一旦有明显胸痛应考虑有肺内感染或并发肺结核的可能。胸膜摩擦音常是并发肺结核的征象。早期硅肺气短不明显,晚期硅肺并发结核、肺气肿时,气短明显。早期患者一般状态尚好,晚期则营养欠佳。晚期患者,特别是并发肺结核或肺部感染时,肺部可听到啰音,也可出现发绀。

硅肺基本病变是硅结节形成,眼观硅结节呈圆形灰黑色、质韧、直径 2～3 mm。在人体,最早的改变是吸入肺内的粉尘粒子聚集并沉积在相对固定的肺泡内,巨噬细胞及肺泡上皮细胞(主要是Ⅱ型)相继增生,肺泡隔开始增厚。聚集的细胞间出现网织纤维并逐渐转变成胶原纤维,形成硅结节。典型的硅结节,边界清晰,胶原纤维致密扭曲排列或呈同心圆排列,纤维间无细胞反应,出现透明性变,周围是被挤压变形的肺泡。

(三)X 线表现

1.圆形小阴影

圆形小阴影是硅肺最常见和最重要的一种 X 线表现,其病理变化以结节型硅肺为主,呈圆形或近似圆形,边缘整齐或不整齐,直径＜10 mm;不规则形小阴影患者多为接触游离二氧化硅含量较低的粉尘所致,病理基础主要是肺间质纤维化。其表现为粗细、长短、形态不一的致密阴影,之间可互不相连,或杂乱无章的交织在一起,呈网状或蜂窝状;致密度多持久不变或缓慢增高。早期也多见于两肺中下区,弥漫分布,随病情进展而逐渐波及肺上区(图 4-23)。

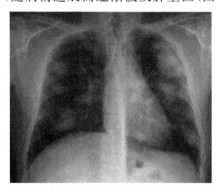

图 4-23　硅肺 X 线表现

两肺散在类圆形结节影,边界尚清

2.大阴影

直径超过 10 mm 的阴影,为晚期硅肺的重要 X 线表现。其边界清楚,周围有明显的肺气肿;多见于两肺上、中区,常对称出现;大阴影长轴多与后肋垂直,不受叶间裂的限制。

3.胸膜变化

胸膜粘连、增厚,先在肺底部出现,可见肋膈角变钝或消失;晚期膈面粗糙,由于肺纤维组织收缩和膈胸膜粘连,呈"天幕状"阴影。

4.肺气肿

多为弥漫性、局限性、灶周性和泡性肺气肿,严重者可见肺大疱。

5.肺门和肺纹理变化

早期肺门阴影扩大,密度增高,有时可见淋巴结增大,包膜下钙质沉着呈蛋壳样钙化,肺纹理增多或增粗、变形;晚期肺门上举外移,肺纹理减少或消失。

第三节 食 管 疾 病

一、食管平滑肌瘤

(一)概述

食管平滑肌瘤在食管良性肿瘤中最常见(约占 90%)。男性多于女性,男女之比为 2∶1。各年龄段均有发病,多发于 20～50 岁。多为单发,少数为多发。

(二)局部解剖

食管是咽和胃之间的消化管。食管起初很短,随着颈部的伸长和心肺的下降而逐渐增长。在发育过程中,食管的上皮细胞增殖,由单层变为复层,使管腔变狭窄,甚至一度闭锁,以后管腔又重新出现。食管可分为颈段、胸段和腹段。人体食管的颈段位于气管背后和脊柱前端,胸段位于左、右肺之间的纵隔内,胸段通过膈孔与腹腔内腹相连,腹段很短与胃相连。

1.颈部

长约 5 cm,其前壁借疏松的结缔组织与气管贴近,后方与脊柱相邻,两侧有颈部的大血管。

2.胸部

长 18～20 cm,前方自上而下依次有气管、左主支气管和心包,并隔着心包与左心房相邻。该部上段的左前侧有主动脉弓,主动脉胸部最初在食管的左侧下降,以后,逐渐转到食管的右后方。

3.腹部

最短,长 1～2 cm,与贲门相续。食管全长有三处狭窄和三个压迹。第一处狭窄位于食管的起始处,距切牙约 15 cm;第二处在食管与左主支气管的交叉处,距切牙约 25 cm;第三处在食管穿膈处,距切牙约 40 cm。上述三个狭窄常是食管损伤、炎症和肿瘤的好发部位,异物也易在此滞留。食管全长还有三处压迹:主动脉弓压迹,为主动脉弓自食管的左前方挤压而成,压迹的大小随年龄而增加;左主支气管压迹,紧靠主动脉弓压迹的下方,与食管第二处狭窄的位置一致,是左主支气管压迫食管的左前壁所致;左心房压迹,长而浅,为左心房向后挤压食管所致,压迹可随体位和心的舒缩而变化(图 4-24)。

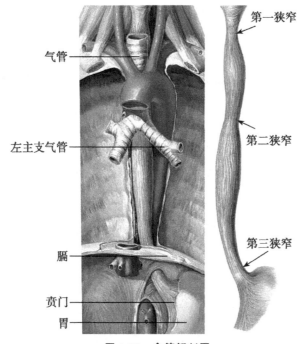

图 4-24 食管解剖图

(三)临床表现与病理基础

约半数平滑肌瘤患者完全没有症状,多是因其他疾病行胸部 X 线检查或胃肠道造影发现的。有症状的也多轻微,最常见的是轻度下咽不畅,很少影响正常饮食。一小部分患者诉疼痛,部位不定,可为胸骨后、胸部、背部及上腹部隐痛,很少剧烈疼痛。可单独发生或与其他症状并发。1/3 左右的患者有消化功能紊乱,表现为胃灼热、反酸、腹胀、饭后不适及消化不良等。个别患者有呕血及黑便等上消化道出血症状,可能因肿瘤表面黏膜糜烂、溃疡所致。

肿瘤呈圆形、椭圆形,也有不规则形状,如分叶形、螺旋形、生姜形、围绕食管生长呈马蹄形。食管平滑肌瘤病有多个肿瘤的可致整个食管壁增厚,诊断有一定困难。肿瘤质坚韧,多有完整的包膜,表面光滑。主要向腔外生长,生长缓慢,切面呈白色或带黄色。组织切片见为分化良好的平滑肌细胞,长梭形,边界清楚,瘤细胞呈束状或漩涡状排列,其中混有一定数量的纤维组织,偶尔也可见神经组织。食管平滑肌瘤很少变为肉瘤。

(四)X 线表现

食管钡餐造影是检查该病的主要方法之一。

1.壁间型

肿瘤在腔内或同时向腔外生长,并可同时向两侧生长。切线位表现为向腔内凸出的半圆形或分叶状,边缘锐利的充盈缺损,病变区与正常食管分界清楚,呈弧状压迹并呈锐角;正位肿瘤表现为圆形充盈缺损。当钡剂通过后,肿瘤周围为钡剂环绕,在肿瘤上下缘呈弓状或环状影,称为"环形征",为本病的典型表现。

2.向壁外生长

体积较大,可造成纵隔内软组织肿块,后者与食管内的充盈缺损范围相符,肿块可误认为纵隔肿瘤。肿瘤区黏膜皱襞撑平消失,可见"涂布征",肿瘤周围黏膜皱襞正常,部分肿瘤表面可见不规则龛影(图 4-25)。纤维食管镜检查是检查该病的重要方法,但食管镜检查给患者带来一定痛苦,且禁忌证较多,一般在钡餐检查确定病变位置但对其良恶性征象不明确时可采用食管镜检查,必要时可取样活检。

二、食管癌

(一)概述

食管癌是指由食管鳞状上皮或腺上皮的异常增生所形成的恶性病变。其发展一般经过上皮不典型增生、原位癌、浸润癌等阶段。食管鳞状上皮不典型增生是食管癌的重要癌前病变,由不典型增生到癌变一般需要几年甚至十几年。长期不良的生活或饮食习惯可能是导致食管癌发生的元凶。

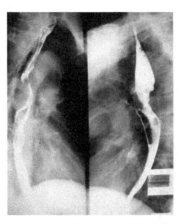

图 4-25　食管平滑肌瘤钡餐表现

(二)临床表现与病理基础

食管癌起病隐匿,早期可无症状。部分患者有食管内异物感,或食物通过时缓慢或有哽噎感。也可表现为吞咽时胸骨后烧灼、针刺样或牵拉样痛。进展期食管癌患者则常因吞咽困难就诊,吞咽困难呈进行性发展,甚至完全不能进食,常伴有呕吐、上腹痛、体重减轻等症状。病变晚期,患者因长期摄食不足可伴有明显的营养不良、消瘦、恶病质,并可出现癌转移、压迫等并发症。

早期食管癌可分为隐伏型、糜烂型、斑块型和乳头型,其中以斑块型为最多见。中晚期食管癌可分为 5 型:髓质型、蕈伞型、溃疡型、缩窄型和未定型。我国约 90% 为鳞状细胞癌,少数为腺癌。

(三)X 线表现

食管钡餐造影对食管癌的有较特异性征象,因此诊断率较高。增生型以充盈缺损为主;浸润型以环形狭窄为主要征象;溃疡型多见不规则龛影;混合型则具有多种特征。检查时常见病变近端扩张,破入纵隔或与支气管相通者,可见累及部位的相关影像学改变。早期食管癌 X 线表现为食管黏膜皱襞紊乱、中断,管壁局限性僵硬、蠕动中断,钡剂流经时速度减慢,病变处出现小的充盈缺损及小龛影等;较晚期食管癌表现为食管较明显不规则狭窄,黏膜紊乱、中断及破坏、消失,充盈缺损明显,形态多样的龛影(图 4-26～图 4-29)。

三、食管炎

(一)概述

食管炎是指食管黏膜浅层或深层组织由于受到不正常的刺激,食管黏膜发生水肿和充血而引发的炎症,可分为原发性与继发性食管炎。按病理学可分成两大类。

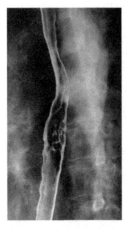

图 4-26 早期食管癌(小结节积簇型)钡餐造影表现

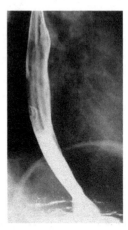

图 4-27 隆起型早期食管癌钡餐造影表现

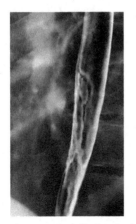

图 4-28 溃疡型早期食管癌钡餐造影表现

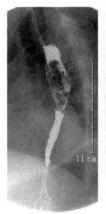

图 4-29 进展期食管癌(肿块型)钡餐造影表现

1.急性食管炎

(1)单纯性卡他性炎:常因食入刺激性强的或高温食物引起。

(2)化脓性炎:多继发于食管憩室引起的食物潴留、腐败、感染,或形成脓肿,或沿食管壁扩散造成蜂窝织炎,进而可继发纵隔炎、胸膜炎与脓胸。

(3)坏死性食管炎:强酸、强碱等化学腐蚀剂可造成食管黏膜坏死及溃疡形成,愈合后可引起瘢痕狭窄。此外,还可由某些传染病如伤寒、猩红热、白喉等的炎症病变波及食管黏膜所致。

2.慢性食管炎

(1)单纯性慢性食管炎:常由于长期摄入刺激性食物,重度吸烟,食管狭窄致食物潴留与慢性淤血等引起。病理变化常呈现食管上皮局限性增生与不全角化,还可形成黏膜白斑。

(2)反流性食管炎:是由于胃液反流至食管,引起食管下部黏膜慢性炎性改变。

(3)Barrett食管炎:慢性反流性食管炎可引起食管下段黏膜的鳞状上皮被胃黏膜柱状上皮所取代,成为 Barrett 食管,该处可发生溃疡或癌变(Barrett 食管腺癌)。

(二)临床表现与病理基础

食管炎其症状主要是以吞咽疼痛、心口灼热及胸骨后疼痛居多,当食管炎严重时可引起食管痉挛及食管狭窄。急性腐蚀性食管炎是因吞服了强酸、强碱等化学腐蚀剂而造成食管严重损伤所引起的炎症。早期症状为流涎、呕吐、发热及吞咽疼痛和困难,胸骨后和剑突下疼痛,约2周后上述症状渐消失,烧伤后期(约1个月后)再度出现吞咽困难,并有逐渐加重的趋势,出现部分或完全性食管梗阻。同时可能伴有咳嗽、发热等呼吸道吸入性感染的症状。

食管黏膜接触腐蚀剂后,数小时至24小时内食管产生急性炎症反应,食管黏膜高度水肿,表面糜烂,多伴渗出物、出血及坏死组织,由于组织高度水肿和痉挛等造成食管早期梗阻。水肿一般在3天后开始消退,数天至3周为炎症反应消退时期,3周后开始瘢痕形成,食管逐步收缩、变窄,可造成食管狭窄,严重者食管壁全部被纤维组织代替,并与周围组织粘连。

临床表现通常为胸骨后或心窝部疼痛,轻者仅为灼热感,重者为剧烈刺痛。疼痛常在食物通过时诱发或加重,有时头低位,如躺下或向前弯腰也能使疼痛加重。疼痛可放射至背部。早期由于炎症所致的局部痉挛,可出现间歇性吞咽困难和呕吐。后期由于纤维瘢痕所致的狭窄,可出现持续性吞咽困难和呕吐。

病理改变急性期为黏膜充血、水肿,易出血,形成糜烂和表浅溃疡;慢性期病变可深达肌层,引起黏膜下层内纤维组织增生,黏膜面可呈轻度息肉样变。纤维收缩可形成食管宫腔狭窄和食管缩短。

(三)X线表现

1.急性食管炎

X线检查应在急性炎症消退后,患者能吞服流食方可做食管造影检查。如疑有食管瘘或穿孔,造影剂可流入呼吸道,最好采用碘油造影。依据病变发展分为如下几种。①急性期(1～3天):因黏膜水肿、出血,管壁蠕动减弱或消失,可产生阵发性痉挛。因黏膜脱落,造影剂在黏膜面附着不好,并可见不规则浅钡斑。②中期(3～10天):食管呈收缩、狭窄状态,不能扩张。可见多发浅或深的溃疡,黏膜皱襞紊乱。③晚期:主要表现为管腔狭窄,其范围一般较长,也可以生理性狭窄部位为主。造影剂难以通过。食管缩短,狭窄以上可见扩张。狭窄部分可见溃疡龛影或有假性憩室形成(图 4-30)。

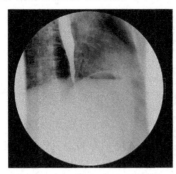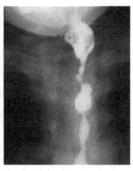

图 4-30　急性食管炎 X 线表现

2.慢性食管炎

反流性食管炎早期食管钡餐造影可能无明显异常,或可见食管下段轻微痉挛改变,偶见锯齿状第三收缩波,可见黏膜充血、水肿。中期,表面糜烂,浅表溃疡,食管壁毛糙,可见针尖状钡点,小龛影。晚期,可出现食管管腔狭窄,狭窄段与正常段分界不清,管壁不光整、僵硬,部分可出现滑动性食管裂孔疝征象(图 4-31、图 4-32)。

四、贲门失弛缓症

(一)概述

贲门失弛缓症过去曾称为贲门痉挛,是由食管贲门部的神经肌肉功能障碍所致的食管功能性疾病。其主要特征是食管缺乏蠕动,食管下端括约肌高压和对吞咽动作的松弛反应减弱。功能性狭窄和食管病理性扩张可同时存在。本病为一种少见病(估计每 10 万人中仅约 1 人),可发生于任何年龄,但最常见于20～39 岁的年龄段。儿童少见,在男女性别上差异不大。

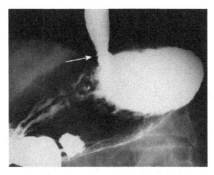

图 4-31　反流性食管炎钡餐造影表现(箭头所示)

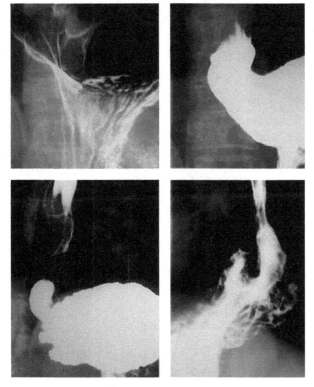

图 4-32　短食管型食管裂孔疝钡餐造影表现

(二)临床表现与病理基础

临床表现主要为吞咽困难、胸骨后疼痛、食物反流,以及因食物反流误吸入气管所致咳嗽、肺部感染等症状。其中,无痛性吞咽困难是本病最常见、最早出现的症状。食管扩张严重时可引起心悸、呼吸困难等压迫症状。食管贲门失弛缓症为食管下段肌壁的神经节细胞变性、减少,妨碍了正常神经冲动的传递,而致食管下端贲门部不能松弛。

(三)X 线表现

X 线表现为食管自下而上呈漏斗状或鸟嘴状,边缘光滑,黏膜皱襞正常,钡剂通过贲门受阻,呈间歇性流入,狭窄段以上食管不同程度扩张,食管蠕动减弱或消失,第三收缩波频繁出现。需与食管下段占位性病变相鉴别(图 4-33)。

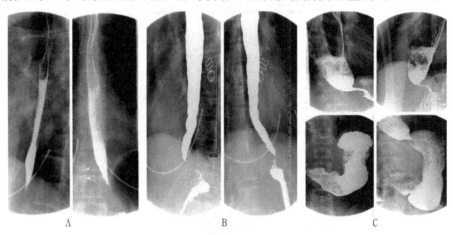

图 4-33　贲门失弛缓症钡餐造影表现

A.轻度;B.中度;C.重度

第四节　胃　肠　疾　病

一、胃溃疡

(一)病理改变

溃疡呈圆形或椭圆形,底部多较平坦,口部光滑整齐。溃疡穿破浆膜层造成穿孔,若穿入腹腔为急性穿孔。

特殊类型:穿透性溃疡、胼胝性溃疡。

(二)X 线表现

1.胃溃疡的直接征象

(1)切线位:龛影突出于胃轮廓之外,呈乳头状、半圆形或其他形状,边缘光滑整齐,密度均匀。龛影口部特征性X线征象:黏膜线(又称Hampton线)或狭颈征、项圈征。

(2)正面观:龛影显示为圆形、椭圆形致密钡斑,边缘光滑整齐。龛影周围环形透明带。

(3)黏膜皱襞纠集。

2.**胃溃疡的间接征象**

(1)胃小弯溃疡相对大弯侧痉挛切迹。

(2)胃小弯缩短。

(3)幽门狭窄和梗阻。

(4)胃分泌增多。

(5)蠕动改变。

(6)局部压痛。

二、胃癌

好发部位是胃窦部和胃小弯,其次是贲门区。

(一)病理

1.早期

早期癌组织仅侵及黏膜层或黏膜下层的胃癌,不论有无转移及侵及范围的大小,统称为早期胃癌。

2.中晚期

中晚期胃癌为四型,具体如下。

(1)增生型。

(2)浸润型。

(3)溃疡型。

(4)混合型。

(二)X线表现

1.早期

早期主要X线表现为胃小区、胃小沟破坏消失,可见不规则小龛影和小充盈缺损,胃轮廓局部轻微凹陷和僵直。

2.中晚期各型胃癌的X线表现

(1)增生型:突入胃腔内的不规则或分叶状充盈缺损,黏膜纹中断或消失,局部胃壁僵硬,蠕动消失。

(2)浸润型:胃腔向心性环形狭窄,胃壁僵硬,蠕动消失。依其范围大小,可分为局限性和弥漫性两种:局限性者,环形狭窄,漏斗状狭窄,"X形胃"或"沙钟胃";弥漫性者,形成"皮革胃"。

(3)溃疡型:龛影位于胃轮廓之内;龛影形状不规则呈半月形,指压迹征和裂隙征;环堤征;半月综合征或 Carman 综合征。

(三)胃良性溃疡与恶性溃疡的 X 线鉴别诊断

1.龛影位置

(1)良性溃疡:突出于胃轮廓线之外。

(2)恶性溃疡:位于胃轮廓线之内。

2.龛影形态

(1)良性溃疡:圆形、卵圆形,边缘光滑整齐。

(2)恶性溃疡:扁平,呈半月形或不规则形。

3.龛影口部

(1)良性溃疡:可见黏膜线、狭颈征、项圈征。

(2)恶性溃疡:可见指压迹征和裂隙征。

4.龛影周围

(1)良性溃疡:黏膜皱襞均匀性纠集,可直达龛影口部并逐渐变细。

(2)恶性溃疡:可见环堤征,黏膜皱襞至环堤处突然中断呈杵状。

5.邻近胃壁

(1)良性溃疡:柔软,有蠕动波。

(2)恶性溃疡:僵硬,峭直,蠕动消失。

三、十二指肠溃疡

胃和十二指肠同时发生溃疡者,称为复合性溃疡。

X 线表现如下。

(1)龛影。

(2)球部变形。

(3)其他征象:①激惹征象。②局部有固定压痛。③幽门痉挛或幽门梗阻。④常合并胃窦炎和胃分泌增多。

(4)溃疡愈合。

四、结肠癌

(一)病理改变

大体形态可分为三型:增生型、浸润型、溃疡型。

(二)X线表现

主要 X 线表现为黏膜皱襞破坏、不规则充盈缺损、环形狭窄和恶性龛影。
各型表现如下。

1.增生型

腔内不规则充盈缺损阴影。肠壁僵硬平直、黏膜皱襞破坏,病变区常可扪及肿块。

2.浸润型

浸润型主要表现为肠管向心性环形狭窄。

3.溃疡型

腔内恶性龛影,形态多不规则,边缘不整齐,龛影周围常可见宽窄不一的环堤,肠壁僵硬,蠕动消失,黏膜皱襞破坏。

第五节　骨与关节创伤

一、骨折

骨折是指骨结构的连续性和完整性的中断。儿童骨骺分离亦属骨折。

(一)骨折的基本 X 线表现

骨折的断端多表现为边缘锐利而不规则的透亮裂隙,称为骨折线;嵌入性或压缩性骨折断端多呈高密度致密带;儿童青枝骨折表现为骨小梁扭曲或骨皮质部分断裂;骨骺分离表现为骺线增宽,骨骺与干骺端对位异常。

(二)骨折的类型

骨折可分为创伤性骨折、病理性骨折和疲劳性骨折。

1.创伤性骨折

创伤性骨折即直接或间接暴力引起正常骨的骨折。根据骨折的程度分为完全性骨折和不完全性骨折,还可根据骨折的时间分为新鲜骨折和陈旧性骨折。

2.病理性骨折

在已有骨病的基础上发生的骨折称病理性骨折。

X线上除有骨折征象外,还具有原有病变引起的骨质改变。

3.疲劳性骨折

长期、反复的外力作用于骨的某一部位,可逐渐发生慢性骨折,称为疲劳性骨折或应力骨折。好发部位为跖骨、胫腓骨。

X线显示骨折线光滑整齐,多发生于一侧骨皮质而不贯穿整个骨干。骨折周围有骨膜反应、皮质增厚、髓腔硬化。

(三)骨折的愈合

1.肉芽组织修复期

骨折后数小时,骨折端及周围软组织出血并形成血肿。在骨折后2～3天,新生的毛细血管侵入血肿,开始机化,形成纤维性骨痂,在此基础上,成骨细胞活动形成大量的骨样组织,即骨样骨痂。

X线表现为骨折线仍清晰可见并稍增宽,但不似新鲜骨折线锐利。

2.骨痂形成期

骨折1～2周后,骨样组织逐渐骨化,形成骨性骨痂。此期骨折断端密度较高,骨折线模糊,断端周围有致密的、无定形的骨质。

3.骨性愈合期

骨性骨痂逐渐缩小、增浓,骨小梁逐渐增加,骨髓腔为骨痂所堵塞。骨折断端间形成骨性联合。

X线表现为骨痂体积变小、致密、边缘清楚,骨折线消失,断端间有骨小梁通过。骨性愈合期在骨折后3～12个月。

4.塑形期

在肢体负重运动后,骨小梁重新按受力线方向排列。不需要的骨痂通过破骨细胞而吸收,骨痂不足的部位则经骨膜转化为骨而增生填补。最后,骨折的痕迹完全或接近完全消失,恢复原来的骨形态。完成塑形,儿童需1～2年,成人则需2～4年。

(四)骨折的并发症和后遗症

1.延迟愈合或不愈合

骨折超过正常愈合时间仍未愈合,但未达到不愈合的程度称延迟愈合,经适

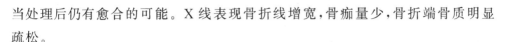

当处理后仍有愈合的可能。X线表现骨折线增宽,骨痂量少,骨折端骨质明显疏松。

骨折已半年以上,骨折断端仍有异常活动,X线表现为骨断端吸收、萎缩、变细,局部硬化、光滑,即为骨不愈合。骨折间隙明显增宽,有假关节形成。

2.外伤后骨质疏松

外伤后骨质疏松可引起失用性骨质疏松;而骨质疏松可以延缓骨折的愈合。

X线表现为骨密度减低,皮质变薄,骨小梁减少。严重骨折远端骨萎缩。

3.缺血性骨坏死

骨折时由于骨营养血管断裂,没有建立有效的侧支循环,致骨折端的血液供应障碍,而发生缺血性坏死。

X线表现为坏死骨的密度增高,周围正常骨组织相对疏松。

4.创伤性关节炎

骨折累及关节时,损伤并破坏关节软骨和软骨下骨质,形成创伤性关节炎。

X线表现为关节间隙变窄,关节面增生硬化,边缘骨赘形成,周围韧带骨化等。

5.骨化性肌炎

骨创伤常伴骨膜撕脱剥离,肌腱韧带损伤,骨膜下血肿,在此基础上可形成钙化或骨化。

X线表现为骨的附近或软组织中,出现不规则条片状致密影,数目和大小不一。

6.骨畸形

骨断端复位不佳,可造成畸形愈合。

7.血管、神经损伤

骨创伤常伴有邻近的血管和神经的损伤。如颅骨骨折容易损伤颅内动脉,造成颅内血肿。肱骨髁上骨折可造成肱动脉和正中神经损伤等。

(五)常见的几种骨折

1.Colles骨折

Colles骨折是指桡骨远端,距离远侧关节面2～3 cm内的骨折。骨折远端向背侧移位和向掌侧成角,桡骨前倾角减小或呈负角,使手呈银叉状畸形,常伴有尺、桡骨远端关节脱位及尺骨茎突骨折。与Colles骨折的作用力相反,跌倒时手腕掌屈手背触地,使骨折远端向掌侧移位和向背侧成角,称Smith骨折或反Colles骨折。

2.股骨颈骨折

(1)内收型(错位型、不稳定型)。

(2)外展型(嵌入型、稳定型),该型较少见。

3.踝部骨折

骨折形态常为斜形或撕脱骨折,强大暴力可造成粉碎性骨折,骨折线可通过关节或并发踝关节半脱位。

4.脊柱骨折

脊柱骨折表现为椎体呈楔状变形,前缘皮质断裂、凹陷或凸出,椎体中央因骨小梁相互压缩而出现横行致密线,有时在椎体前上角可见分离的碎骨片。

二、关节脱位

(1)肩关节脱位。

(2)肘关节脱位。

(3)髋关节脱位。①后脱位:最常见。X线正位片显示股骨头脱出髋臼之外,股骨头上移与髋臼上部重叠。②前脱位:较少见。X线正位片显示股骨头下移于髋臼下方对向闭孔,与坐骨结节重叠。

第五章

常见疾病的CT诊断

第一节　脑血管病变

急性期脑血管疾病(CVD)以脑出血和脑梗死多见,CT 和 MRI 诊断价值大;动脉瘤和血管畸形则需配合数字减影血管造影术(DSA)、CT 血管造影检查(CTA)或磁共振血管成像(MRA)诊断。

一、脑出血

(一)病理和临床概述

脑出血是指脑实质内的出血,依原因可分为创伤性和非创伤性,后者又称原发性或自发性脑内出血,多指高血压、动脉瘤、血管畸形、血液病和脑肿瘤等引起的出血,以高血压性脑出血常见,多发于中老年高血压和动脉硬化患者。出血好发于基底核、丘脑、脑桥和小脑,易破入脑室。血肿及伴发的脑水肿引起脑组织受压、软化和坏死。血肿演变分为急性期、吸收期和囊变期,各期时间长短与血肿大小和年龄有关。

(二)诊断要点

CT 检查示边界清楚的肾形、类圆形或不规则形均匀高密度影,周围水肿带宽窄不一,局部脑室受压移位(图 5-1)。破入脑室可见脑室内积血。

急性期表现为脑内密度均匀一致的高密度影,呈卵圆形或圆形为主,CT 值为 50~80 Hu;吸收期始于 3~7 天,可见血肿周围变模糊,水肿带增宽,血肿缩小并密度减低,小血肿可完全吸收;囊变期始于 2 个月以后,较大血肿吸收后常遗留大小不等的囊腔,伴有不同程度的脑萎缩。

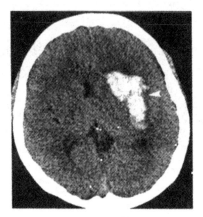

图 5-1　脑出血

女性患者,68 岁,突发言语不清、左侧肢体偏瘫 4 小时就诊,

CT 显示左侧基底核区条片状高密度影,左侧侧脑室受压变形

(三)鉴别诊断

脑外伤出血,结合外伤史可以鉴别。

(四)特别提示

血肿不同演变时期 CT 显示的密度不同,容易误诊,应密切结合临床。

二、脑梗死

(一)病理和临床概述

脑梗死包括缺血性脑梗死、出血性脑梗死及腔隙性脑梗死。缺血性脑梗死是指脑血管闭塞导致供血区域脑组织缺血性坏死。其原因有以下几种。①脑血栓形成:继发于脑动脉硬化、动脉瘤、血管畸形、炎性或非炎性脉管炎等;②脑栓塞:如血栓、空气、脂肪栓塞;③低血压和凝血状态。病理上分为缺血性、出血性和腔隙性脑梗死。出血性脑梗死是指部分缺血性脑梗死继发梗死区内出血。腔隙性脑梗死是深部髓质小动脉闭塞所致,为脑深部的小梗死,在脑卒中病变中占20%,主要好发于中老年人,常见于基底核、内囊、丘脑、放射冠及脑干。

(二)诊断要点

1.缺血性梗死

CT 示低密度影,其部位和范围与闭塞血管供血区一致,皮髓质同时受累,多呈扇形,基底贴近硬膜,可有占位效应。2～3 周时可出现"模糊效应",病灶变为等密度而不可见。增强扫描可见脑回状强化。1～2 个月后形成边界清楚的低密度囊腔(图 5-2A)。

2.出血性梗死

CT 示在低密度脑梗死灶内,出现不规则斑点、片状高密度出血灶,占位效应较明显(图 5-2B)。

3.腔隙性梗死

CT 表现为脑深部的低密度缺血灶,大小为 5 ~ 15 mm,无占位效应(图 5-2C)。

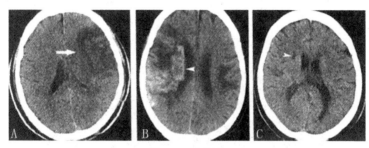

图 5-2　脑梗死

A.男性患者,75 岁,突发肢体偏瘫 1 天,CT 显示左侧额、颞叶大片低密度梗死灶;
B.女性,64 岁,突发肢体偏瘫 5 小时,经诊断为右侧颞大片脑梗死后入院后行溶栓治疗。3 天后病情加重,CT 显示右侧颞顶叶大片出血性脑梗死;C.女性,
67 岁,头昏 3 天,CT 显示右侧颞叶基底核区腔隙性脑梗死(箭头)

(三)鉴别诊断

1.胶质瘤

详见胶质瘤部分的内容。

2.脑炎

结合病史、临床症状及实验室检查可鉴别。

(四)特别提示

CT 对急性期及超急性期脑梗死的诊断价值不大,应行 MR 弥散加权扫描。病情突然加重时应行 CT 复查,明确有无梗死后出血(即出血性脑梗死),以指导治疗。

三、动脉瘤

(一)病理和临床概述

动脉瘤好发于脑底动脉环及附近分支,是蛛网膜下腔出血的常见原因,发生的主要原因是血流动力学发生了改变,尤其是血管分叉部血液流动对血管壁形成剪切力,以及搏动压力造成血管壁退化;动脉粥样硬化也是常见因素;另外常与其他疾病伴发,如纤维肌肉发育异常、Marfan 综合征等。按形态可分为常见的浆果形、少见的梭形及罕见的主动脉夹层。浆果形的囊内可有血栓形成。

(二)诊断要点

分为 3 型。Ⅰ型无血栓动脉瘤(图 5-3A),平扫呈圆形高密度区,均一性强化;Ⅱ型部分血栓动脉瘤(图 5-3B),平扫中心或偏心处高密度区,中心和瘤壁强化,其间血栓无强化,呈"靶征";Ⅲ型完全血栓动脉瘤,平扫呈等密度影,可有弧形或斑点状钙化,瘤壁环形强化。动脉瘤破裂时 CT 图像上多数不能显示瘤体,但可见并发的蛛网膜下腔出血、脑内血肿、脑积水、脑水肿和脑梗死等改变。

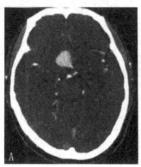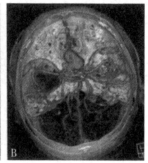

图 5-3　前交通动脉瘤

A.男性患者,24 岁,因不明原因蛛网膜下腔出血而行 CT 检查,增强可见鞍上池前方可见一囊样结节灶,强化程度与动脉相仿;B.CTA 的三维重建显示前交通动脉瘤

(三)鉴别诊断

1.脑膜瘤

与脑膜宽基相接。

2.脑出血

应结合病史及临床症状进行鉴别诊断。

(四)特别提示

CTA 对动脉瘤显示价值重大,可以立体旋转观察载瘤动脉、瘤颈及其同周围血管的空间关系。

四、脑血管畸形

(一)病理和临床概述

脑血管畸形为胚胎期脑血管的发育异常,根据 Mc Cormick 1996 年分类,分为动脉畸形、静脉畸形、毛细血管扩张症、血管曲张和海绵状血管瘤等。动、静脉畸形最常见,好发于大脑中动脉、后动脉系统,由供血动脉、畸形血管团和引流静脉构成。好发于男性,以 20～30 岁最常见。儿童常以脑出血、成人以癫痫就诊。

(二)诊断要点

CT 显示为不规则混杂密度影,可有钙化,并呈斑点或弧线形强化,水肿和占位效应缺乏(图 5-4A)。可合并脑内血肿、蛛网膜下腔出血及脑萎缩等改变。

(三)鉴别诊断

海绵状血管瘤增强扫描呈轻度强化,病灶周围无条状、蚯蚓状强化血管影。MRI 可显示典型的网格状或爆米花样高低混杂信号,周围见低信号环。

(四)特别提示

CTA 价值重大,可以立体旋转观察供血动脉和引流静脉(图 5-4B)。MRA显示更清楚。

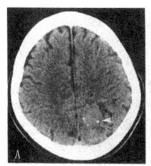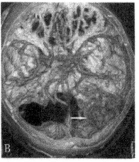

图 5-4 颅内动静脉畸形

A.男性,患者 19 岁,因癫痫不规则发作 5 年来院检查,CT 平扫显示左侧顶、枕部脑实质内可见多发斑点状钙化影,局部脑实质密度增高。DSA 证实为颅内动静脉畸形;B.CTA 的三维重建显示为左侧顶枕叶动静脉畸形

第二节 颅 脑 外 伤

颅脑外伤是神经外科常见病,颅脑外伤多由直接暴力所致,极少可由间接暴力引起。受力部位不同和外力类型、大小、方向不同,可造成不同程度的颅内损

伤,如脑挫裂伤、脑内出血、脑外出血等,脑外出血又包括硬膜外血肿、硬膜下血肿和蛛网膜下腔出血。急性脑外伤病死率高。CT应用以来,脑外伤诊断水平不断提高,极大降低了死亡率和病残率。

一、脑挫裂伤

(一)病理和临床概述

脑挫裂伤是临床最常见的颅脑外伤之一,包括脑挫伤和脑裂伤。脑挫伤是指外力作用下脑组织发生局部静脉淤血、脑水肿、脑肿胀和散在的小灶性出血。脑裂伤则是指脑膜、脑组织或血管撕裂。两者常合并存在,故统称为脑挫裂伤。

(二)诊断要点

CT表现为低密度脑水肿区内,散布斑点状高密度出血灶。小灶性出血可以互相融合,病变小而局限时可以没有占位效应,但病变广泛者可以有占位征象(图5-5)。

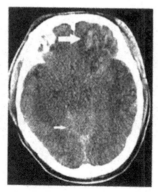

图 5-5　颅脑外伤 2 小时后的 CT 检查

大箭头所示为左额叶挫裂伤,小箭头为小脑上池蛛网膜下腔出血

早期水肿不明显,随着时间推移,水肿区逐渐扩大,第3～5天达到高峰,以后出血灶演变为低密度影,最终形成软化灶。

(三)鉴别诊断

(1)部分容积效应:前颅底骨可能因部分容积效应反映到脑额叶呈高密度影,但薄层扫描后即消失。

(2)出血性脑梗死:有相应的临床表现和病史。

(四)特别提示

CT可以快速诊断,病变小者如治疗及时,一般能痊愈,不遗留或很少有后遗症。病变较大者形成软化灶。

二、脑内血肿

(一)病理和临床概述

外伤性脑内血肿约占颅内血肿的 5%,多发生于额叶、颞叶,即位于受力点或对冲部位的脑表面区,与高血压性脑出血好发位置不同。绝大多数为急性血肿且伴有脑挫裂伤和(或)急性硬膜下血肿。少数为迟发血肿,多于伤后 48~72 小时内复查 CT 时发现。

(二)诊断要点

CT 表现为边界清楚的类圆形高密度影(图 5-6)。血肿进入亚急性期时呈等密度,根据占位效应和周围水肿,结合外伤史,CT 仍能诊断。

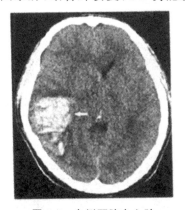

图 5-6　右侧颞脑内血肿

颅脑急性外伤后 6 小时行 CT 检查,可见右颞脑内血肿,周边
可见低密度水肿带,右侧侧脑室受压改变,中线结构左移

(三)鉴别诊断

主要与高血压性脑出血鉴别,根据有无外伤史很容易鉴别。

(四)特别提示

CT 可以快速诊断,如果血肿较大,可以进行立体定向血肿穿刺抽吸术。如外伤后 CT 扫描原来无血肿患者有进行性意识障碍者,应及时进行 CT 复查,以除外迟发性血肿。

三、硬膜外血肿

(一)病理和临床概述

硬膜外血肿是位于颅骨内板与硬膜之间的血肿,临床常见,占颅内血肿的30%。主要因脑膜血管破裂所致,脑膜中动脉常见,血液聚集硬膜外间隙。硬膜与颅骨内板粘连紧密,故血肿较局限,呈梭形。临床表现因血肿大小、部位及有无合并伤而异。典型表现为外伤后昏迷、清醒、再昏迷。此外,有颅内压增高的表现,严重者可出现脑疝。

(二)诊断要点

CT表现为颅骨下见局限性双凸透镜形、梭形或半圆形高密度影(图5-7),多数密度均匀,但亦可不均匀,呈高、等密度混杂影,主要是由新鲜出血与血凝块收缩时析出的血清混合所致。

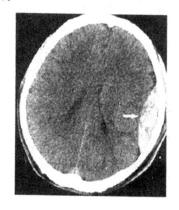

图 5-7　硬膜外血肿

颅脑外伤后 3 小时行 CT 检查,左侧颞可见梭形

高密度影,手术证实为硬膜外血肿

硬膜外血肿多位于骨折部位附近,一般不跨越颅缝。跨越者常以颅缝为中心呈"3"字形。

(三)鉴别诊断

其主要与高血压性脑出血鉴别,根据有无外伤史很容易鉴别。

(四)特别提示

CT对硬膜外血肿具有很重要的诊断价值,应注意的是硬膜外血肿一般伴有局部颅骨骨折。

四、硬膜下血肿

(一)病理和临床概述

硬膜下血肿是位于硬膜与蛛网膜之间的血肿,临床常见,占颅内血肿的40%。主要因静脉窦损伤出血所致,血液聚集于硬膜下腔,沿脑表面分布。急性期是指外伤后3天内发生的血肿,约占硬膜下血肿的70%。病情多较危重,常有意识障碍;亚急性期是指外伤后4天至3周内发生的血肿,约占硬膜下血肿的5%,原发损伤一般较轻,出血较慢,血肿形成较晚,临床表现较急性者出现晚且轻;慢性期是指伤后3周以上发生的血肿,约占20%。慢性硬膜下血肿并非是急性或亚急性硬膜下血肿的迁延,而是有其自身的病理过程,可为直接损伤或间接的轻微损伤,易忽略。好发于老年人,为脑萎缩使脑表面与颅骨内板间隙增宽,外伤时脑组织在颅腔内移动度较大所致血管断裂出血。慢性硬膜下血肿常不伴有脑挫裂伤,为单纯性硬膜下血肿。患者症状轻微,多于伤后数周或数月出现颅内压增高、神经功能障碍及精神症状时来就诊。

(二)诊断要点

急性期见颅骨下新月形或半月形高密度影,常伴有脑挫裂伤或脑内血肿,脑水肿和占位效应明显(图5-8)。亚急性表现为颅骨下新月形或半月形高、等密度或混杂密度区。1~2周后可变为等密度区;慢性期表现为颅骨下新月形或半月形低密度、等密度、高密度或混杂密度区。血肿的密度和形态与出血时间、血肿大小、吸收情况及有无再出血有关。

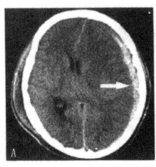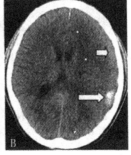

图5-8　硬膜下血肿CT检查

A.颅脑外伤5小时后行CT检查,可见左侧额、颞、顶颅骨下新月形高密度影,手术证实为硬膜下血肿;B.1周前有颅脑外伤史的患者,CT检查发现左侧额、颞、顶颅骨下新月形等密度影(小箭头),部分有高密度(长箭头)为新鲜出血,手术证实为慢性硬膜下血肿伴少量新鲜出血

(三)鉴别诊断

主要与硬膜外血肿鉴别,硬膜下血肿呈新月形,可以跨越颅缝。

(四)特别提示

CT 对急性硬膜下血肿诊断很有价值,但对亚急性、慢性硬膜下血肿却显示欠佳,血液因其顺磁性,所以 MRI 显示非常清楚,应进一步行 MRI 检查。

五、外伤性蛛网膜下腔出血

(一)病理和临床概述

外伤性蛛网膜下腔出血具有近期外伤史,为蛛网膜小血管破裂所致,多位于大脑纵裂和脑底池。脑挫裂伤是外伤性蛛网膜下腔出血的主要原因,两者常并存。

(二)诊断要点

CT 表现为脑沟、脑池内密度增高影,可呈铸形。大脑纵裂出血多见,形态为中线区纵行窄带形高密度影。出血亦见于外侧裂池、鞍上池、环池、小脑上池或脑室内。蛛网膜下腔出血一般 7 天左右吸收。

(三)鉴别诊断

结核性脑膜炎,根据近期外伤史和临床症状容易鉴别。

(四)特别提示

CT 在急性期显示较好,积血一般数天后吸收消失。伤后 5～7 天,CT 难以显示,血液因其顺磁性,所以 MRI 显示非常清楚,故应行 MRI 检查。

六、硬膜下积液

(一)病理和临床概述

硬膜下积液又称硬膜下水瘤,占颅脑外伤的 $0.5\%\sim1.0\%$。它是外伤致蛛网膜撕裂,使裂口形成活瓣,导致脑脊液聚积。可因出血而成为硬膜下血肿。临床上可无症状,也可以有颅内压增高的临床表现。

(二)诊断要点

呈颅骨内板下方新月形均匀低密度区,密度与脑脊液相似,多位于双侧额部。纵裂硬膜下积液表现为纵裂池增宽,大脑镰旁为脑脊液样低密度区(图 5-9)。

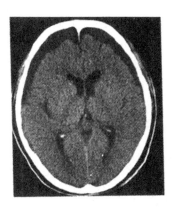

图 5-9 硬膜下积液

颅脑外伤 7 天后 CT 复查示双侧额、颞部颅骨下可见新月形低密度影，为硬膜下积液

（三）鉴别诊断

老年性脑萎缩，根据年龄情况和其他部分脑实质有无萎缩等情况可以鉴别。

（四）特别提示

CT 诊断硬膜下积液时，应结合临床病史及年龄等因素。

第三节 颅 内 肿 瘤

颅内肿瘤是中枢神经系统最常见的疾病之一。原发性颅内肿瘤可以发生在脑组织、脑膜、脑神经、垂体、血管及残余胚胎组织中，继发性颅内肿瘤多来源于身体各个部位的原发性肿瘤。颅内肿瘤的发生以 20～50 岁年龄段最常见，男性稍多于女性，以星形细胞肿瘤、脑膜瘤、垂体瘤、颅咽管瘤、听神经瘤和转移瘤等较常见。胶质瘤、脑膜瘤和垂体腺瘤为颅内三大原发性肿瘤。可以出现以下症状：颅内高压综合征、神经系统定位体征、内分泌功能失调、脑脊液循环障碍等。

CT 检查目的主要在于确定有无肿瘤，并对其做出定位、定量乃至定性诊断。根据病灶所在的位置及其与脑室、脑池和脑叶的对应关系，以及同相邻硬膜与颅骨结构的比邻关系多不难做出定位诊断，但临界部位肿瘤，仅轴位扫描可能出现定位困难，需要薄层扫描后再进一步多方位重建。MRI 可以多方位扫描，一般定位无困难。

CT 灌注扫描有助于脑内肿瘤内血管生成及血流状态的研究,而脑内肿瘤血管生成对肿瘤生长、分级、预后有重要影响。CT 灌注可以反映血管生成引起血流量、血容量和毛细血管通透性的改变,从而有助于判断肿瘤的生物学特性,并估计预后情况。

一、星形细胞肿瘤

(一)病理和临床概述

星形细胞肿瘤成人多发生于大脑,儿童多见于小脑。按肿瘤组织学分为 6 种类型,且依细胞分化程度不同分属于不同级别。1993 年 WHO 分类,将星形细胞瘤分为局限性和弥漫性两类。Ⅰ级,即毛细胞型、多形性黄色星形细胞瘤及室管膜下巨细胞型星形细胞瘤,占胶质瘤的 5%～10%,小儿常见。Ⅱ级星形细胞瘤,包括弥漫性星形细胞瘤、多形性黄色星形细胞瘤。间变性星形细胞瘤为Ⅲ级,胶质母细胞瘤为Ⅳ级。Ⅰ～Ⅱ级肿瘤的边缘较清楚,多表现为瘤内囊腔或囊腔内瘤结节,肿瘤血管较成熟;Ⅲ～Ⅳ级肿瘤呈弥漫浸润生长,肿瘤轮廓不规则,分界不清,易发生坏死、出血和囊变,肿瘤血管丰富且分化不良。

(二)诊断要点

1.Ⅰ级星形细胞瘤

(1)毛细胞型常位于颅后窝,具有包膜,一般显示为边界清楚的卵圆形或圆形囊性病变,但内部囊液 CT 值较普通囊液高,20～25 Hu。瘤周水肿和占位效应较轻。部分可呈实质性,但密度仍较脑实质为低(图 5-10)。增强扫描无或轻度强化,延迟扫描可见造影剂进入囊内。

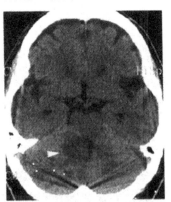

图 5-10　毛细胞型星形细胞瘤

男性患者,63 岁,因头昏不适 3 个月来院就诊,CT 显示小脑右侧低密度影,边界尚清;第四脑室受压变形。病变内部 CT 值约 20 Hu。手术病理为毛细胞型星形细胞瘤

（2）多形性黄色星形细胞瘤通常位于大脑皮质的表浅部位,约一半以上为囊性,增强后囊内可见强化结节,囊壁不强化。不足一半为实质性,密度不均,有钙化及出血,增强后不均强化。

（3）10%～15%的结节性硬化患者可以发生此瘤,常位于室间孔附近,形成分叶状肿块,并可见囊变及钙化。增强扫描有明显强化。

2.Ⅱ级星形细胞瘤

CT平扫呈圆形、椭圆形等密度或低密度区,边界常清楚,但可见其呈局部或弥漫性浸润生长,15%～20%有钙化及出血,增强扫描一般不强化。Ⅲ～Ⅳ级肿瘤多呈高、低或混杂密度的囊性肿块,可有斑点状钙化和瘤内出血,肿块形态不规则,边界不清,占位效应和瘤周水肿明显,增强扫描多呈不规则环形伴壁结节强化,有的呈不均匀性强化(图5-11、图5-12)。

（三）鉴别诊断

（1）脑梗死:同Ⅱ级星形细胞瘤相鉴别。一般脑梗死与相应供血血管的区域形态相似,如楔形、扇形、底边在外的三角形等,无或轻微占位效应,并且2～3周后增强扫描可见小斑片状或结节状强化。

（2）脑脓肿:有相应的临床症状,增强扫描厚壁强化较明显。

（3）转移瘤:一般多发,有明显的水肿。

（四）特别提示

CT对星形细胞瘤诊断价值有限,MRI对颅内病变显示尤为清晰,并可以多方位、多参数成像,应补充MRI检查。

二、脑膜瘤

（一）病理和临床概述

脑膜瘤多见于中年女性,起源于蛛网膜粒帽细胞,多居于脑外,与硬脑膜粘连。好发部位为矢状窦旁、脑凸面、蝶骨嵴、嗅沟、桥小脑角、大脑镰和小脑幕等,少数肿瘤位于脑室内。肿瘤包膜完整,多由脑膜动脉供血,血运丰富,常有钙化,少数有出血、坏死和囊变。组织学分为上层型、纤维型、过渡型、砂粒型、血管瘤型等15型。脑膜瘤以良性为最常见,少部分为恶性,侵袭性生长。

（二）诊断要点

CT平扫肿块呈等密度或略高密度区,常见斑点状钙化。多与硬膜相连,类圆形,边界清楚,瘤周水肿轻或无,静脉或静脉窦受压时可出现中度或重度水肿。

侵犯颅骨可引起骨质增生或破坏。增强扫描呈均匀性显著强化(图 5-13)。

少数恶性或侵袭性脑膜瘤可以侵犯脑实质及局部骨皮质,但基本也基于局部脑膜向内、外发展。

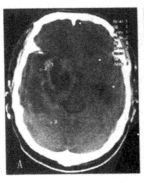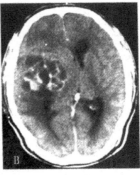

图 5-11　Ⅲ级星形细胞瘤

A、B 两图为男性患者,26 岁,因头昏 1 个月,癫痫发作 2 天,行 CT 扫描示左侧颞叶片状不规则高低混杂密度囊性肿块,边界不清,增强扫描呈不规则环形伴壁结节强化。手术病理为Ⅲ级星形细胞瘤

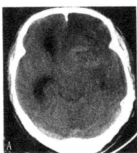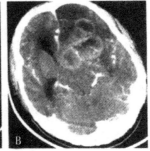

图 5-12　胶质母细胞瘤

A、B 两图为男性患者,17 岁,因头痛 2 个月来院就诊,CT 示:左额叶密度不均肿块影,边界不清,中心及周围低密度,侧脑室受压变形,中线结构向右移位,增强呈环状中度不均强化肿块影,环形欠规则,厚薄不均,内为不均低密度,病灶前较大低密度水肿区。手术病理为胶质母细胞瘤

(三)鉴别诊断

(1)转移瘤:一般有大片裂隙样水肿及多发病变,较容易鉴别。

(2)胶质瘤:一般位于脑内,增强强化不如脑膜瘤。

(3)神经鞘瘤:位于桥小脑角区时较难鉴别,但 MRI 有较大诊断意义。

(四)特别提示

CT 对该病有较好的价值,但显示与脑膜的关系不如 MRI。

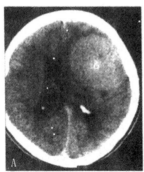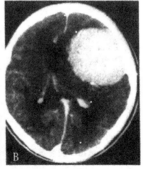

图 5-13　纤维型脑膜瘤

A、B 两图 CT 检查显示肿瘤为卵圆形,均匀的略高密度影,与硬脑膜相连,邻
近脑沟消失,有白质受压征,增强后明显均匀强化。术后病理为纤维型脑膜瘤

三、垂体瘤

(一)病理和临床概述

垂体瘤绝大多数为垂体腺瘤。按其是否分泌激素可分为非功能性腺瘤和功
能性腺瘤。直径<10 mm 者为微腺瘤,>10 mm 者为大腺瘤。肿瘤包膜完整,
较大肿瘤常因缺血或出血而发生坏死、囊变,偶可钙化。肿瘤向上生长可穿破鞍
隔突入鞍上池,向下可侵入蝶窦,向两侧可侵入海绵窦。

(二)诊断要点

肿瘤较大时,蝶鞍可扩大,鞍内肿块向上突入鞍上池,或侵犯一侧或者两侧
海绵窦。肿块呈等密度或略高密度,内常有低密度影,均匀、不均匀或环形强化。

局限于鞍内<10 mm 的微腺瘤,宜采取冠状面观察,平扫不易显示,增强呈
等、低或稍高密度结节(图 5-14)。间接征象:垂体高度>8 mm,垂体上缘隆突,
垂体柄偏移和鞍底下陷。

(三)鉴别诊断

(1)颅咽管瘤:位于鞍区一侧,位于鞍区时鞍底无下陷或鞍底骨质无变化。

(2)脑膜瘤:位于蝶崤的脑膜瘤与脑膜关系密切。

(四)特别提示

注意部分垂体微腺瘤 CT 需要冠状位扫描,可以显示垂体柄偏移,正常垂体
柄位于正中或下端极轻的偏斜(倾斜角为 1.5°左右),若明显偏移肯定为异常。
MRI 矢状位、冠状位扫描对显示正常垂体及垂体病变有重要价值。

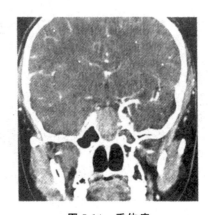

图 5-14　垂体瘤

CT 检查示垂体窝内可见类圆形稍高密度影,边界清楚,蝶鞍扩
大,鞍底下陷;增强扫描肿瘤均匀强化。术后病理为垂体腺瘤

四、听神经瘤

(一)病理和临床概述

听神经瘤为成人常见的颅后窝肿瘤。起源于听神经鞘膜,早期位于内耳道
内,以后长入桥小脑角池,包膜完整,可出血、坏死、囊变。

(二)诊断要点

头颅 X 线平片示内耳道呈锥形扩大,骨质可破坏。CT 检查示桥小脑角池
内等、低或高密度肿块,瘤周轻、中度水肿,偶见钙化或出血,均匀、非均匀或环形
强化(图 5-15)。第四脑室受压移位,伴幕上脑积水。骨窗观察内耳道呈锥形
扩大。

(三)鉴别诊断

1.桥小脑脚区的脑膜瘤

CT 骨窗观察可见内听道无喇叭口样扩大是重要征象。

2.表皮样囊肿

匍行生长,沿邻近蛛网膜下腔呈铸型发展,包绕其内神经和血管,无水肿等
可以鉴别,MRI 对诊断该疾病有很好的优势。

3.颅咽管瘤

CT 检查可见囊实性病变伴包膜蛋壳样钙化。

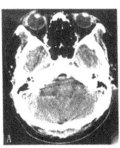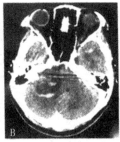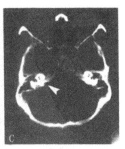

图 5-15　听神经瘤 CT 检查

A、B.女性患者,29 岁,右侧耳鸣 7 个月,近来加重伴共济失调,CT 扫描可见右侧桥小脑角区肿块,宽基于岩骨尖,内有大片囊变区。增强呈实质部分明显强化;C.骨窗观察可见右侧内听道喇叭口扩大(箭头所指),图 C"十"字所示为颈静脉孔

4.特别提示

内听道处应薄层扫描,内耳道呈锥形扩大。高强场 MRI 行局部轴位、冠状位扫描可以显示位于内听道内较小的肿瘤。

五、颅咽管瘤

(一)病理和临床概述

颅咽管瘤是来源于胚胎颅咽管残留细胞的良性肿瘤,以儿童多见,多位于鞍上。肿瘤可分为囊性和实性,囊性多见,囊壁和实性部分多有钙化,常见为鸡蛋壳样钙化。

(二)诊断要点

鞍上池内类圆形肿物,压迫视交叉和第三脑室前部,可出现脑积水。肿块呈不均匀低密度为主的囊实性改变或呈类圆形囊性灶(图 5-16A),囊壁可以有鸡蛋壳形钙化,实性部分也可以不规则钙化,呈高密度。囊壁和实性部分呈环形均匀或不均匀强化,部分颅咽管瘤呈实性(图 5-16B)。

(三)鉴别诊断

垂体瘤及囊变、脑膜瘤等。

(四)特别提示

冠状位扫描更有帮助,应补充 MRI 检查。

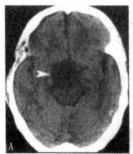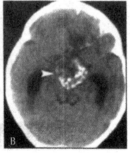

图 5-16　颅咽管瘤

A.男性患者,13 岁,头昏来院检查,CT 显示鞍上池内囊性占位,边界清楚。手术病理证实为囊性颅咽管瘤;B.男性患者,65 岁,因双眼复视 3 年,近来数月有加重来院就诊,CT 显示鞍上池区囊实性肿块,壁多发钙化,边界清楚。手术病理为实性颅咽管瘤

六、转移瘤

(一)病理和临床概述

转移瘤多发于中老年人,顶枕区常见,也见于小脑和脑干,多来自肺癌、乳腺癌、前列腺癌、肾癌和绒癌等原发灶,经血行转移而来。常为多发,易出血、坏死、囊变,瘤周水肿明显。临床上一般有原发肿瘤病史后出现突发肢体障碍或头痛等症状,也有部分患者因出现神经系统症状,经检查发现脑内转移灶后再进一步查找原发灶。

(二)诊断要点

典型征象是"小肿瘤、大水肿",部分肿瘤平扫无显示,增强扫描有明显强化后显示清晰,可以只有很小的肿瘤病灶,便可出现大片指压状水肿低密度影(图 5-17)。

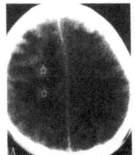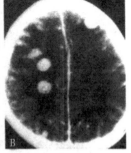

图 5-17　转移瘤

男性患者,68 岁,1 年前右下肺癌手术切除病史,7 天前无明显诱因下出现头痛、呕吐,CT 检查可见双侧额顶叶可见多发类圆形结节灶,周围可见大片水肿带,增强病灶明显均匀强化,边界清晰

（三）鉴别诊断

（1）脑猪囊尾蚴病：有疫区居住史，可见壁结节或钙化，脑炎，一般结合临床表现及实验室检查可以做出诊断。

（2）多发脑膜瘤：根据有无水肿及与脑膜关系可以鉴别。

（3）胶质母细胞瘤：瘤内有出血、坏死，显著不均匀强化等。

（四）特别提示

须注意的是部分肿瘤要增强扫描才能显示，MRI 显示效果要优于 CT。

七、少枝神经胶质瘤

（一）病理和临床概述

少枝神经胶质瘤多发于 30～50 岁的人群，约占颅内肿瘤的 3%。额叶、顶叶等常见，很少发生于小脑和脑桥。肿瘤发生于白质内，沿皮质灰质方向生长，常波及软、硬膜，可侵及颅骨和头皮。肿瘤缺乏血液供应，多有钙化，钙化常位于血管壁和血管周围，可以伴囊变和出血。病理上可以分为单纯型和混合型，但影像学上难以区分。

（二）诊断要点

好发于额叶。肿瘤位置一般较表浅，位于皮质灰质或灰质下区，边界清楚或不清楚。肿瘤内囊变及钙化使密度不均匀，呈高、低混杂密度。钙化多为条带状、斑块状及大片絮状，囊变可以单或多囊，少见出血。瘤周水肿及占位效应较轻微（图 5-18）。

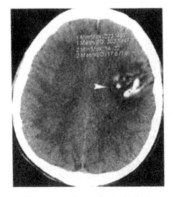

图 5-18　少枝神经胶质瘤

男性患者，42 岁，癫痫偶发 1 年，发作间隔缩短约 2 个月，CT 显示左侧额顶叶边界清楚肿瘤，内可见条片状钙化，钙化 CT 值约 303 Hu，占位效应轻微。手术病理结果为少枝胶质瘤

(三)鉴别诊断

1.星形细胞瘤

常位于脑白质及其深部,而少枝胶质瘤位于脑表浅皮质和皮质灰质下区。

2.神经颜面综合征

一般为小点状钙化,有明显的三叉神经分布区域颜面部血管痣等。

(四)特别提示

需要注意的是与一般钙化和血管畸形的钙化相鉴别。MRI 显示软组织肿瘤的效果要优于 CT,但显示钙化的效果较差。

八、室管膜瘤

(一)病理和临床概述

室管膜瘤为发生于脑室壁与脊髓中央管室管膜细胞的神经上皮瘤,多发于儿童及青少年,占颅内肿瘤的 1.9%~7.8%。它占小儿颅内肿瘤的 13%,男女比例为 3:2。室管膜瘤为中等恶性程度肿瘤,多于术后通过脑脊液种植转移。好发部位第四脑室底部最为常见,其次为侧脑室、第三脑室、脊髓、终丝和脑实质。临床表现因肿瘤生长部位不同而异。一般主要有颅内高压、抽搐、视野缺损等,幕下肿瘤还可以伴有共济失调。

(二)诊断要点

幕下室管膜瘤为等密度、稍低密度的软组织肿块,有时可以在肿瘤周围见到残存第四脑室及瘤周水肿,呈低密度环状影。CT 可以显示瘤内钙化及出血,钙化约占一半,呈点状或位于瘤周。增强扫描肿瘤有轻至中度强化(图 5-19)。

(三)鉴别诊断

(1)髓母细胞瘤:一般位于幕下,应行 MRI 矢状位扫描,可显示发生部位为小脑蚓部。

(2)毛细胞星形细胞瘤(见星形细胞瘤相关内容)。

(四)特别提示

MRI 矢状位及冠状位扫描对显示肿瘤与第四脑室的关系非常有优势,对诊断有重大价值。

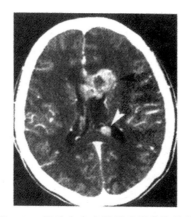

图 5-19 侧脑室内室管膜瘤伴种植转移

男性患者,19 岁,因头昏 1 个月,抽搐 1 天就诊,CT 扫描可见左侧侧脑室前角肿块,瘤内有囊变,左侧侧脑室体部后壁可见一结节灶。增强扫描肿块及结节有明显强化。手术病理为侧脑室内室管膜瘤伴种植转移幕上室管膜瘤囊变及出血较幕下多见,肿瘤有较显著强化

九、髓母细胞瘤

(一)病理和临床概述

髓母细胞瘤好发于颅后窝,以小脑蚓部最常见,多发于男性儿童,约占儿童颅后窝肿瘤的 18.5％。髓母细胞瘤为原始神经外胚层瘤,恶性程度较高。一般认为起源于髓帆生殖中心的胚胎残余细胞,位于蚓部或下髓帆,再向下生长而填充枕大池。本病起病急,病程短,多在 3 个月内死亡。

(二)诊断要点

CT 平扫为边缘清楚的等密度或稍高密度区,周边可见低密度第四脑室影(图 5-20)。增强扫描主要呈中等或轻度强化,少部分可以明显强化或不强化。

(三)鉴别诊断

应同第四脑室室管膜瘤、毛细胞星形细胞瘤等相鉴别。

(四)特别提示

MRI 矢状位及冠状位扫描对显示肿瘤与第四脑室的关系非常有优势,对诊断有重大价值。

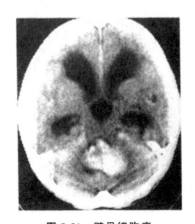

图 5-20　髓母细胞瘤

3岁患者,因呕吐、步态不稳2周就诊,CT增强扫描可见第四脑室内
肿块,有中等均匀强化。手术病理为髓母细胞瘤

十、原发性淋巴瘤

(一)病理和临床概述

中枢神经系统原发性淋巴瘤是相对罕见的颅内肿瘤,占颅内原发瘤的
0.8%～1.5%,均为非霍奇金淋巴瘤。但近年来,由于获得性免疫缺陷综合征
(AIDS)及器官移植术后服用大量免疫抑制药的患者增多,淋巴瘤的发生率逐年
增高。原发性淋巴瘤恶性程度高,病程短,如不及时治疗,患者将会在短期内死
亡。因此,早期诊断意义重大。它好发于额叶、颞叶、基底核区、丘脑,也可以发
生于侧脑室周围白质、胼胝体、顶叶、三角区、鞍区及小脑半球、脑干。临床表现
无特异性,主要有:①基底部脑膜综合征,头痛、颈项强直、脑神经麻痹及脑积水
等,脑脊液检查可见瘤细胞;②颅内占位症状,癫痫、精神错乱、痴呆、乏力及共济
失调等。

(二)诊断要点

CT平扫大多数为稍高密度区,也可以表现为等密度区,一般密度均匀,呈圆
形或类圆形,边界多数较清楚或呈浸润性生长使边界欠清晰。瘤内囊变、出血、
钙化相对少见。肿瘤可以单发亦可以多发,大小不等。病灶占位效应轻微,瘤周
水肿轻或中等(图5-21)。

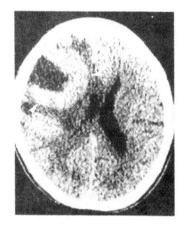

图 5-21　原发性淋巴瘤

男性患者,36岁,因头痛1周来院就诊,CT平扫见右侧额叶巨大肿块,呈类圆形稍高密度,
中央有低密度影,宽基于脑膜。手术病理为原发性淋巴瘤

继发于 AIDS 或其他免疫功能缺陷时,病理上常有瘤中心坏死,CT 上表现为低密度影。增强扫描示肿瘤大多数均匀强化,少数形态不规则,边缘不清晰及强化不均匀。沿室管膜种植转移者可见室管膜不均匀增厚并明显强化。侵及脑膜者亦如此。AIDS 患者,病灶可见低密度区周围的环形强化。

(三)鉴别诊断

(1)继发淋巴瘤:临床上有 AIDS 或器官移植史,一般难以鉴别。

(2)转移瘤:多发,大片水肿。

(3)其他:需要鉴别的还有星形细胞瘤、脑膜瘤等。

(四)特别提示

CT 与 MRI 均可以作为首选方法,但 MRI 增强扫描时剂量增加后可以显示小病变,T_2WI 显示瘤周水肿效果非常好。

十一、血管母细胞瘤

(一)病理和临床概述

血管母细胞瘤又叫成血管细胞瘤,是起源于内皮细胞的良性肿瘤,占中枢神经系统原发性肿瘤的1.1%~2.4%。其好发于小脑,亦见于延髓及脊髓,罕见于幕上,可发生于任何年龄,以中年男性多见。病理上常为囊性,含实性壁结节,壁结节常靠近软脑膜,以便于接受血供。实性者常为恶性,预后较差。临床症状较轻微或呈间歇性,有头痛、头晕、呕吐、眼球震颤、言语不清等症状。

(二)诊断要点

平扫时囊性肿瘤表现为均匀的低密度影,囊液内因含蛋白及血液,密度较脑脊液稍高,囊性肿瘤的壁结节多为等密度或稍低密度(图 5-22A)。增强后囊性肿瘤壁不强化或轻度强化,壁结节明显强化(图 5-22B)。

实性肿瘤多为等密度或稍低密度混杂影,呈轻度或中等强化。

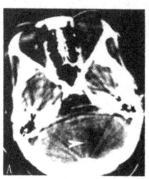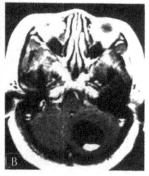

图 5-22　血管母细胞瘤

A.男性患者,48 岁,因头痛、呕吐及共济失调来院就诊,CT 平扫可见左侧小脑半球可见囊性灶,边界及壁结节显示欠清。手术病理为血管母细胞瘤;B.与前者为同一患者,MRI 增强显示囊性灶,壁轻微强化,后壁上有明显强化的壁结节

(三)鉴别诊断

囊性肿瘤需要与星形细胞瘤、转移瘤相鉴别,详见相关章节。实性肿瘤需要与星形细胞瘤等相鉴别。

(四)特别提示

CT 平扫不容易发现壁结节,增强效果较好,但与 MRI 比较,应以后者作为首选方法,MRI 增强可以多方位扫描,显示壁结节效果极佳。

第四节　肾脏常见疾病

一、肾脏外伤

(一)病理和临床概述

肾脏遭受任何直接损伤如暴力挤压、骨折损伤、牵拉撕裂,或间接暴力如强烈震荡等均可导致损伤。近年来,医源性损伤亦逐渐增多。根据其病理特征,一般将肾外伤分为3型:①轻型损伤,包括肾挫伤、表浅性裂伤、包膜下血肿;②中型损伤,伤及肾实质或收集系统;③重型损伤,包括肾粉碎性伤及肾蒂损伤。临床表现为血尿、休克、腰部疼痛、腰肌紧张或有肿块,同时常合并其他脏器损伤。

(二)诊断要点

肾出血是肾外伤最常见的征象。肾损伤表现多样,一般可表现为:①肾因水肿和出血而增大,或肾脏因肾周血肿或漏尿而移位;②肾轮廓模糊不清或失去连续性;③肾实质裂隙、缺损或碎裂,肾内出血,轻的出现局限性血肿,边界清,严重者出现不规则、不均匀的混杂密度区;④肾周血肿是诊断肾破裂最常见的征象,表现为新月形或环形包膜下血肿,严重者随肾包膜撕裂,出血进入肾周间隙或肾旁间隙;⑤尿外漏,表明肾收集系统损伤;⑥合并其他脏器损伤(图5-23)。

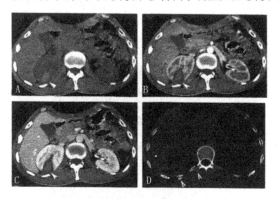

图 5-23　肾破裂

A、B、C、D为右肾破裂的CT三维重建,右肾上极破裂,边缘不规则,局部未见血液供应

(三)鉴别诊断

一般可明确诊断,注意排除肾是否伴有其他病变。

(四)特别提示

肾在泌尿系统中最易发生损伤。由于肾血供丰富,具有高分辨率的CT显示出其优势,可明确损伤的程度和范围。三维CT重建对肾盂、输尿管、肾血管损伤的判断很有帮助。肾血管损伤的金标准是肾动脉造影,对于肾血管小分支出血患者可行肾动脉栓塞治疗。

二、肾囊肿

(一)病理和临床概述

肾囊肿分为肾单纯囊肿和多囊肾。肾单纯囊肿最常见,多见于成人,是后天形成,目前认为是肾小管憩室发展而来。病理上多见于肾皮质的浅深部或髓质,囊壁薄,内含透明液体,与肾盂不同。临床多无症状。多囊肾指肾皮质和髓质内发生的多发囊肿的遗传性疾病,按遗传方式分为常染色体显性遗传型(成人型)多囊肾和常染色体隐性遗传型(儿童型)多囊肾。前者多在 30 岁后发病,表现为肾脏增大、局部不适、血尿、蛋白尿、高血压等。后者基本病变为肾小管增生和囊状扩张,有不同程度的肝门周围纤维化和肝内胆管囊状扩张。

(二)诊断要点

1.单纯囊肿

CT 平扫为圆形或椭圆形低密度影,水样密度。增强扫描不强化、壁薄(图 5-24)。

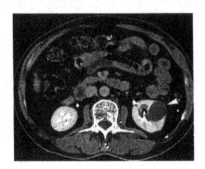

图 5-24　左肾囊肿

CT 检查示左肾实质内见一圆形囊状积液,未见强化

2.特殊类型

盂旁囊肿位于肾窦内,可能为淋巴源性或肾胚胎组织残余发展而成,低密度,可压迫肾盂和肾盏。还有一种高密度囊肿,平扫比肾实质高,可能为出血、含蛋白样物质所致。

3.多囊肾成人型

肾内多发囊状水样低密度,大小不等,不强化。

4.多囊肾儿童型

双肾对称增大有分叶,肾实质密度低,肾盂小,囊肿不易发现,增强扫描肾实质期延长,可见多发、扩张的肾小管密度增高,放射状分布。

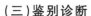

(三)鉴别诊断

1.囊性肾癌

癌灶边缘有强化,可伴有后腹膜淋巴结转移及邻近脏器受侵犯等改变。

2.肾母细胞瘤

肾母细胞瘤多见于儿童,为肾脏实质性肿块,肾静脉往往受侵,易发生肺转移。

3.髓质海绵肾

肾皮、髓质交界区多发小钙化灶,呈簇状分布。

(四)特别提示

B超是诊断肾囊肿常用而有效的方法。CT、MR检查均可明确诊断,并起到鉴别诊断价值。

三、肾结石

(一)病理和临床概述

肾结石在尿路结石中居首位,发病年龄多为20~50岁,男性多于女性,多为单侧性。发病部位多见于肾盂输尿管连接部、肾盏次之,偶可见于肾盂源性囊肿或肾囊肿内。病理改变主要为梗阻、积水、感染及肾盂黏膜和肾实质的损害。结石根据其组成成分分为阳性结石和阴性结石两类。临床症状主要为血尿、肾绞痛和排石。当结石并发感染和梗阻性肾积水时,则出现相应临床症状。

(二)诊断要点

CT平扫可发现阳性及阴性结石,阴性结石密度常高于肾实质,CT值常为100 Hu以上,无增强效应。结石常为圆形、卵圆形、鹿角状。螺旋CT薄层扫描可发现3 mm以下的结石。结石继发肾积水表现为患侧肾盂肾盏扩大,为均匀一致的低密度,部分患者在低密度中能发现高密度结石。长期梗阻导致肾皮质萎缩,增强扫描肾实质强化差,集合系统内对比剂浓度低(图5-25)。

(三)鉴别诊断

血凝块,密度明显低于结石;钙化灶,不引起近侧尿路梗阻。

(四)特别提示

腹部X线平片能发现90%以上的阳性结石,能确定结石位置、形状、大小。静脉肾盂造影能发现X线平片不能显示的阴性结石,并判断肾积水程度。CT

检查的分辨率明显高于X线平片,可同时发现肾及其周围结构的形态学和功能学改变。CT不仅能发现肾积水的程度,还能确定其梗阻位置。

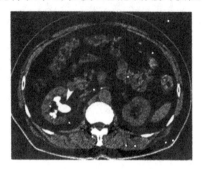

图 5-25　肾结石

CT检查示肾盂内可见鹿角状高密度影

四、肾结核

(一)病理和临床概述

肾结核90%为血行感染引起,肺结核是主要原发病灶,骨关节结核、肠结核等也可成为原发灶。其他传播途径尚包括经尿路、淋巴和直接蔓延。致病菌到达肾皮髓交界区形成融合的结核结节,感染多是双侧性的。病变发展扩大,结节中心坏死,干酪样物液化排出,形成空洞。病灶常在肾乳头处侵入肾盂、肾盏,进而到达全肾或其他部位,肾结核可随集合系统累及输尿管、膀胱,男性可累及生殖系统。肾结核多见于青壮年,20~40岁多见,男性多发,主要症状有尿频、尿痛、米汤样尿及血尿、脓尿等。部分患者有腰痛。

(二)诊断要点

(1)早期肾小球血管丛病变,CT检查无发现。

(2)当病变发展干酪化形成寒性脓肿,破坏肾乳头时,CT见单侧或双侧肾脏增大,肾实质内边缘模糊的单发或多发囊状低密度区。增强扫描呈环状强化,与之相通的肾盏变形。

(3)后期肾体积缩小,肾皮质变薄,肾盂、肾盏管壁增厚,不规则狭窄。脓肿溃破可形成肾周或包膜下积脓,肾周间隙弥漫性软组织影。50%可见钙化,"肾自截"可见于弥漫性钙化(图5-26)。

(三)鉴别诊断

(1)肾囊肿:肾实质内单发或多发类圆形积液,无强化,囊壁极少钙化。

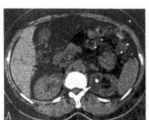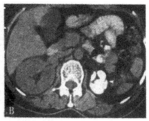

图 5-26　肾结核

A.肾结核,肾实质内多发囊状低密度区伴斑点状钙化;B.肾自截,全肾钙化

(2)肾积水:积液位于肾盂、肾盏内。

(3)细菌性肾炎:低密度影内一般不发生钙化。

(四)特别提示

静脉肾盂造影是诊断肾结核的重要方法,但早期不能显示结核病灶,晚期肾功能受损时又不能显影。诊断不明确可选择 CT 检查,CT 的价值在于判断病变在哪侧肾、损害程度,能更好地显示病灶细节、肾功能情况、肾门及腹膜后淋巴结有无肿大,是确定肾结核治疗方案必不可少的检查方法。

五、肾脓肿

(一)病理和临床概述

肾脓肿是肾非特异性化脓性脓肿,主要由血行播散引起,少数由逆行感染所致。常为单侧性病变。其致病菌多为金黄色葡萄球菌,病理改变为致病菌在肾皮质内形成多发局限性脓肿,数个脓肿可合并成较大脓肿,偶尔累及全肾。临床表现有突然起病、畏寒、高热、腰部疼痛、患侧腰肌紧张及肋脊角叩痛、食欲缺乏等。血常规示白细胞计数升高,中性粒细胞升高。

(二)诊断要点

1.急性浸润期

CT 平扫肾实质内稍低密度,边界不规则病灶,边缘模糊,增强呈边缘清晰的低密度影。

2.脓肿形成期

可见不规则脓腔,增强呈环状强化,外周见水肿带。脓肿内可见小气泡及液化区。

3.肾周脓肿

脓肿可波及肾周、后腹膜及腰大肌,也可向肾盂内蔓延,形成肾盂积脓(图 5-27)。

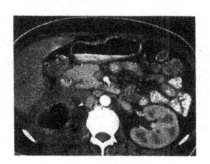

图 5-27　**肾脓肿**

CT 示右肾外形增大,边缘模糊,肾实质内见环状强化灶及气体

(三)鉴别诊断

肾结核,半数发生钙化,低密度影内一般看不见气泡。

(四)特别提示

结合病史、体征、实验室检查和尿路造影可诊断。B 超、CT 不仅可确定病变部位、程度,还可动态观察。尚可行 CT 引导下肾脓肿穿刺诊断或治疗。MR 检查 T_1WI 像呈低信号,T_2WI 上呈高信号。

六、肾动脉狭窄

(一)病理和临床概述

肾动脉狭窄是指各种原因引起的肾动脉起始部、主干或其分支的狭窄,是继发性高血压最常见的原因。常见肾动脉狭窄原因:①大动脉炎,病变常累及主动脉及其分支,我国多见,主要发生于年轻女性,累及肾动脉者多为单侧,好发于起始部。②肌纤维结构不良,见于年轻男性,肾动脉管壁纤维增生,管腔狭窄,常发生在肾动脉远侧 2/3,多位于双侧,呈串珠样。③主动脉粥样硬化,见于老年,常合并有高血压、糖尿病,多发生在肾动脉起始部。④其他原因:先天发育不良、肾动脉瘤、动静脉瘘、外伤、肾移植术后、肾蒂扭转、肾动脉周围压迫等。临床主要表现为短期出现高血压,舒张压升高为主。部分患者腰部可闻及杂音。

(二)诊断要点

CT 显示肾脏形态变小,肾萎缩改变。肾皮质变薄,强化程度减低。部分患者血栓形成并脱落导致肾梗死。CTA 可显示肾动脉狭窄或肾动脉狭窄后扩张。大动脉炎可见血管增厚,呈向心性或新月形增厚。动脉粥样硬化的钙化发生在动脉内膜,血管腔不均匀或偏心狭窄(图 5-28)。

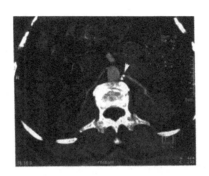

图 5-28 左肾动脉狭窄

曲面重建示左肾动脉起始部钙化引起的左肾动脉狭窄

(三)鉴别诊断

血管造影可明确诊断,一般无须鉴别。

(四)特别提示

本病的早期诊断对于临床治疗有重要影响。CTA、MRA 是无创性检查,诊断敏感性和特异性高,有取代血管造影的趋势。但血管造影是诊断该病的金标准,能准确显示狭窄部位、范围和程度。同时,可施行肾动脉球囊扩张或支架置入术治疗肾动脉狭窄。

七、肾肿瘤

肾肿瘤多为恶性,任何肾肿瘤在组织学检查前都应疑为恶性。临床上较常见的肾肿瘤有源自肾实质的肾癌、肾母细胞瘤,以及肾盂肾盏发生的移行细胞癌。小儿恶性肿瘤中,肾母细胞瘤占 20% 以上,是小儿最常见的腹部肿瘤。成人恶性肿瘤中肾肿瘤占 2% 左右,绝大部分为肾癌,肾盂癌少见。肾脏良性肿瘤中最常见的是肾血管平滑肌脂肪瘤。

(一)肾血管平滑肌脂肪瘤

1.病理和临床概述

以往认为肾血管平滑肌脂肪瘤是错构瘤,目前通过免疫组化证实该肿瘤是单克隆性生长,是真性肿瘤。绝大部分肾血管平滑肌脂肪瘤是良性,但已有文献报道,少数肿瘤恶性变并发生转移。肿瘤主要起源于中胚层,由不同比例的异常血管、平滑肌和脂肪组织组成,一般呈膨胀性生长。肾血管平滑肌瘤有两个类型:一型合并结节性硬化,此型多见于儿童或青年。肿瘤为双肾多发小肿块。临床无泌尿系统症状。另一型不合并结节性硬化,肾肿块单发且较大,有血尿、腰痛等临床症状。肾血管平滑肌脂肪瘤是肾脏自发破裂最常见的原因。从病理学上看,肾血管平滑肌瘤可以分为上皮样血管平滑肌脂肪瘤、单形性上皮样血管平滑肌脂肪瘤及单纯的血管平滑肌脂肪瘤。前者有上皮样细胞,含有大量血管成分或少量脂肪组织;中间者仅含上皮样细胞和丰富的毛细血管网;后者中血管成分、脂肪组织、上皮样细胞按不同比例在瘤内分布。

2.诊断要点

典型表现为肾实质内单发或多发的软组织肿块,边界清楚,密度不均匀,内见脂肪密度,CT值低于-20 Hu。脂肪性低密度影中夹杂着不同数量的软组织成分,呈网状或蜂窝状分隔。增强后部分组织强化,脂肪组织不强化(图 5-29A)。少部分不含脂肪或含少量脂肪组织(上皮样或单形性上皮样血管平滑肌脂肪瘤),可以类似肾癌样表现,呈不均匀明显强化,包膜不完整,诊断非常困难(图 5-29B~D)。

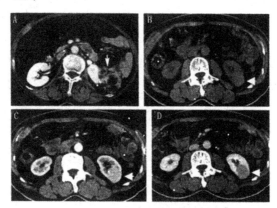

图 5-29 肾血管平滑肌脂肪瘤

A.肾血管平滑肌脂肪瘤,肿块内见较多脂肪组织,肿块不规则,突出肾轮廓外;
B~D.上皮样血管平滑肌脂肪瘤,可见肿块密度均匀,增强动脉期扫描呈明显均匀强化,静脉期扫描退出呈低密度

3.鉴别诊断

(1)肾癌:肿块内一般看不到脂肪组织。

(2)单纯性肾囊肿:为类圆形积液,无强化。

(3)肾脂肪瘤:为单纯脂肪肿块。

4.特别提示

肿瘤内发现脂肪成分是 B 超、CT、MR 诊断该病的主要征象。如诊断困难,应进一步行 MR 检查,因 MR 对脂肪更有特异性。DSA 检查的典型表现有助于同其他占位病灶相鉴别。少部分肾脏血管平滑肌脂肪瘤伴出血,可以掩盖脂肪的低密度,密度不均匀增高,需要注意鉴别。上皮样或单形性上皮样血管平滑肌脂肪瘤诊断困难者,需要进行穿刺活检。

(二)肾脏嗜酸细胞腺瘤

1.病理和临床概述

肾脏嗜酸细胞腺瘤是一种较罕见的肾脏实质性肿瘤,虽然近年来人们对此瘤的临床病理特征认识加深,但在实际工作中它常被误诊为肾细胞癌。1976 年Klein 和 Valensi 提出肾脏嗜酸细胞腺瘤是一种具有不同于其他肾皮质肿瘤特征的独立肿瘤并获得公认。文献报道,肾脏嗜酸细胞腺瘤占肾脏肿瘤的 3%～7%,发病率多在 60 岁以上,男性较女性多见。肾嗜酸细胞腺瘤起源于远曲小管和集合管细胞。肿瘤质地均匀,没有坏死、出血及囊性变,而肾细胞癌其肉眼标本最大特点是因瘤体内有出血坏死而呈五彩色,即使瘤体小也能见到。该瘤肉眼标本另一个特点是部分肿瘤中央有纤维瘢痕形成。光镜下肿瘤细胞呈巢状或实片状,肾嗜酸细胞腺瘤的胞膜通常不清晰,胞浆嗜酸性为此瘤的又一大特点,镜下细胞颗粒粗大,充满胞浆,嗜酸性强。肾嗜酸细胞腺瘤无特异性临床表现,通常无症状,瘤体较大者可有腰痛、血尿或腹部包块。该瘤绝大部分为单发,肿瘤大小为 0.6～15.0 cm,常局限于肾脏实质,很少侵犯肾包膜和血管。

2.诊断要点

CT 平扫为较均匀的低密度或高密度影。增强后各期均匀强化且密度低于肾皮质。比较特异的是,CT 扫描时出现的中央星状瘢痕和轮辐状强化,可提示肾嗜酸细胞瘤的诊断。但也有人认为它们并不可靠,因为轮辐状强化和中央星状瘢痕,也是嫌色细胞癌的表现之一。但如果螺旋 CT 血管期和消退期双期均表现为轮辐状,应疑诊为肾嗜酸细胞瘤(图 5-30)。

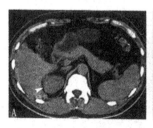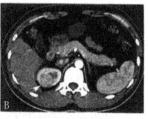

图 5-30　肾脏嗜酸细胞腺瘤

女性患者,34 岁,体检 B 超发现右肾上极占位,CT 平扫显示右肾上极等密度肿块,动脉期呈均匀中等强化,静脉期扫描呈等低密度,手术病理为右肾上极嗜酸细胞腺瘤

3.鉴别诊断

(1)肾细胞癌:肿块不出现中央星状瘢痕和轮辐状强化,且易侵犯肾包膜和邻近血管。

(2)肾血管平滑肌脂肪瘤:内可见特异性脂肪组织。

4.特别提示

因肿瘤为良性,如术前能正确诊断,则可采用低温冷冻治疗、肾部分切除或肿瘤射频消融术,从而避免不必要的肾脏切除术。近来发现,MR 在诊断肾嗜酸细胞瘤方面有独特价值,可显示肿瘤包膜完整、中央星状瘢痕、等或低 T_1 信号、稍低或稍高 T_2 信号及强化情况等。如果仔细观察肾脏 MR 检查形态学特点和特异的信号特征,并结合其他辅助影像学检查和病史,对绝大多数肾嗜酸细胞瘤及其他肾脏肿块,MR 检查能做出正确诊断并指导治疗。

(三)肾细胞癌

1.病理和临床概述

肾细胞癌为肾最常见恶性肿瘤,好发年龄为 $50\sim60$ 岁,男性多见。肾细胞癌起源于肾小管上皮细胞,发生在肾实质内,可有假包膜,易发生囊变、出血、坏死、钙化。肾癌易侵犯肾包膜、肾筋膜、邻近肌肉、血管、淋巴等,并易在肾静脉、下腔静脉内形成瘤栓,晚期可远处转移。病理类型有透明细胞癌、颗粒细胞癌、梭形细胞癌。典型症状有血尿、腰痛和腹部包块。

2.诊断要点

CT 表现为等密度、低密度或高密度肿块。动态增强:早期大部分肾癌强化明显,CT 值可增加≥40 Hu;皮质期不利于肿瘤显示;实质期呈相对低密度影。肿块局限于肾实质内或突出肾轮廓外。肿块与正常肾脏分界不清,边缘较规则或部分不规则。有时肿瘤内有点状、小结节状、边缘弧状钙化。同时注意观察肾周结构有无侵犯,局部淋巴结有无肿大(图 5-31)。

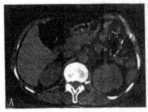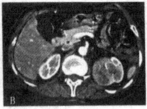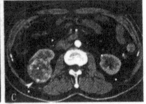

图 5-31 肾癌

A、B、C 三图为 CT 检查示肾轮廓增大,肿块呈明显不均匀性强化

3.鉴别诊断

(1)肾盂癌:发生在肾盂,缺乏血液供应,肿块强化不明显。

(2)肾血管平滑肌脂肪瘤:肿块内有脂肪组织时容易鉴别,无脂肪组织则难以鉴别。

(3)肾脓肿:脓腔见环状强化,内见小气泡及积液。

4.特别提示

B超检查对肾癌的普查起着重要作用,对肾内占位囊性成分的鉴别诊断准确性高。CT检查可作为术前肾癌分期的主要依据,确定肿瘤有无侵犯周围血管、脏器及淋巴结转移、远处转移。MR诊断准确性同CT,但在诊断淋巴结和血管病变方面优于CT。

(四)肾窦肿瘤

1.病理和临床概述

由肾门深入肾实质所围成的腔隙称肾窦,内有肾动脉的分支、肾静脉的属支、肾盂、肾大盏、肾小盏、神经、淋巴和脂肪组织。有学者将肾窦病变分为3类:一类是窦内固有成分发生的病变,如脂肪组织、集合系统、血管及神经组织来源的;另一类是外来的,肾实质发展进入肾窦内的病变;还有一类是继发的包括转移或腹膜后肿瘤累及肾窦的肿瘤。原发性肾窦内肿瘤非常罕见,发现其病因或发生肿瘤的解剖组织范围很广,脂肪组织(如脂肪肉瘤)、神经组织(如副神经节细胞瘤)、淋巴组织(如以良性 Castleman 病或恶性淋巴瘤),以及血管来源的血管外皮瘤或肌肉来源的平滑肌瘤、血管平滑肌瘤。肾窦肿瘤以良性为主,恶性较少。患者一般临床上症状无特异性表现,以腰部酸痛最为常见;原发性肾窦肿瘤一般直径在4.0 cm左右,可能出现临床症状才引起患者注意,无血尿。

2.诊断要点

(1)CT示肾盂肾盏为受压改变,与肾盂肾盏分界清晰、光整。

(2)平扫及增强密度均匀(良性)或不均匀(恶性)。

(3)与肾实质有分界,血管源性肿瘤强化非常明显。

(4)脂肪源性肿瘤内见脂肪组织密度(图5-32)。

3.鉴别诊断

(1)肾癌,肿块发生于肾实质内,可侵犯肾周及肾窦,一般呈显著强化。

(2)肾盂肿瘤,起源于肾盂,肿块强化差。

4.特别提示

肾区病变的定位对疾病的诊断、手术方案的制定,甚至预后都具有极其重要的临床意义。位于肾窦内的肿瘤一般不需要进行全肾脏切除,而肾实质的肿瘤一般必须全肾切除。CT、MR 及肾动脉造影对肾窦肿瘤的定位有重要的临床价值,并对肿瘤的定性也有重要的参考价值。

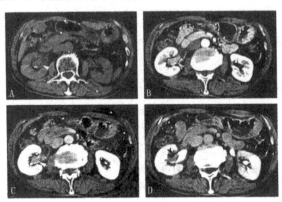

图 5-32　肾窦肿瘤

CT 平扫可见右侧肾窦等密度占位,分泌期扫描可见右侧肾盂受压变扁,但与肿块之间交接光滑,未见受侵犯征象。手术病理为肾窦血管平滑肌瘤

第五节　膀胱常见疾病

一、膀胱结石

(一)病理和临床概述

膀胱结石 95% 见于男性,发病年龄多为 10 岁以下儿童和 50 岁以上老人。儿童以原发性多见,主要由营养不良所致。继发性则多见于成人,可来源于肾、输尿管、膀胱感染,异物、出口梗阻、膀胱憩室、神经源性膀胱等也可引起继发结石。结石的病理改变是对膀胱黏膜的刺激、继发性炎症、溃疡形成、出血、长期阻塞导致膀胱小梁、小房或憩室形成。临床症状主要为疼痛、排尿中断、血尿及膀胱刺激症状。

(二)诊断要点

CT 平扫表现为圆形、卵圆形、不规则形、倒梨形等高密度影,可单发或多发,大小不一,小至几毫米,大至十余厘米。边缘多光滑、平整,CT 值常为 100 Hu

以上,具有移动性;膀胱憩室内结石移动性差(图 5-33)。

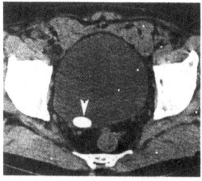

图 5-33　膀胱结石

CT 显示膀胱后壁见一卵圆形高密度影

(三)鉴别诊断

1.膀胱异物

常有器械检查史或手术史,异物有特定形状,如条状等,容易以异物为核心形成结石。

2.膀胱肿瘤

CT 显示为膀胱壁局限性不规则增厚,可形成软组织肿块,有明显强化。

(四)特别提示

膀胱结石含钙量高,X 线平片易于确诊。CT 对膀胱区可疑病灶定位准确,易于表明结石位于膀胱腔内、膀胱憩室、膀胱壁还是壁外;易于反映膀胱炎等继发改变及膀胱周围改变。一般不需 MR 检查。

二、膀胱炎

(一)病理和临床概述

膀胱炎临床分型较多,以继发性细菌性膀胱炎多见。致病菌多为大肠埃希菌,且多见于妇女,由上行感染引起,常合并尿道炎和阴道炎。急性膀胱炎病理上局限于黏膜和黏膜下层,以充血、水肿、出血及小溃疡形成为特征;慢性膀胱炎以膀胱壁纤维增生、瘢痕挛缩为特征,主要症状有尿频、尿急、尿痛等膀胱刺激症状。

(二)诊断要点

(1)急性膀胱炎多表现正常,少数患者 CT 平扫增厚的膀胱壁为软组织密度,增强均匀强化。

(2)慢性膀胱炎表现为膀胱壁增厚,强化程度不如前者,无特征性表现(图 5-34)。

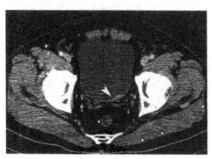

图 5-34 膀胱炎

男性患者,有反复膀胱刺激症状,CT检查示膀胱左后壁较均匀性增厚、强化

(三)鉴别诊断

(1)膀胱充盈不良:膀胱壁假性增厚,膀胱充盈满意时,假性增厚消失。

(2)先天性膀胱憩室:为膀胱壁局限性外突形成囊袋样影,容易伴发憩室炎及憩室内结石。

(3)膀胱癌:为膀胱壁局限性、不均匀性增厚,强化不均。

(四)特别提示

膀胱炎主要靠临床病史、细菌培养、膀胱镜检查或活检证实,CT检查结果只作为一个补充。

三、膀胱癌

(一)病理和临床概述

膀胱癌为泌尿系统最常见的恶性肿瘤,男性多见,多见于 40 岁以上。大部分为移行细胞癌,以淋巴转移居多,其中以闭孔淋巴结和髂外淋巴结最常见,晚期可有血路转移。临床症状为无痛性全程血尿,合并感染者有尿频、尿痛、排尿困难等。

(二)诊断要点

肿瘤好发于膀胱三角区后壁及侧壁;常为多中心。CT 表现为膀胱壁向腔内乳头状突起或局部增厚,增强呈较明显强化。当膀胱周围脂肪层消失,表示肿瘤扩展到膀胱壁外,可有边界不清的软组织肿块和盆腔积液,也可有膀胱周围和盆壁淋巴结转移(图5-35)。

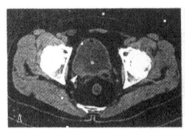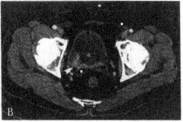

图5-35　膀胱癌

A、B两图为CT检查示右侧膀胱三角区可见不规则增厚软组织密度，
增强扫描有明显不均匀强化

(三)鉴别诊断

1.膀胱炎

膀胱炎为膀胱壁较广泛均匀性增厚,强化均匀。

2.前列腺肥大

膀胱基底部形成局限性压迹,CT矢状位重建、MR检查可鉴别。

3.膀胱血块

CT平扫为高密度,一般CT值>60Hu,增强无强化,当膀胱癌伴出血,大量血块包绕肿块时,则难以鉴别。

(四)特别提示

CT可为膀胱癌术前分期提供依据,明确有无周围脏器、盆腔壁侵犯及淋巴结转移。膀胱癌术后随访可发现病情复发或出现并发症。膀胱壁增厚也可见于炎症性病变或放射后损伤。MR检查的定位价值更高。

第六章

常见疾病的MR诊断

第一节 脑血管疾病

一、高血压性脑出血

(一)临床表现与病理特征

高血压脑动脉硬化为脑出血的常见原因,出血多位于幕上,小脑出血及脑干出血少见。患者多有明确病史,突然发病,出血量一般较多,幕上出血常见于基底核区,也可发生在其他部位。脑室内出血常与尾状核或基底神经节血肿破入脑室有关,影像学检查显示脑室内血肿信号或密度,并可见液平面。脑干出血以脑桥多见,由动脉破裂所致,由于出血多,压力较大,可破入第四脑室。

(二)MRI 表现

高血压动脉硬化所致脑内血肿的影像表现与血肿的发生时间密切相关。对于早期脑出血,CT 显示优于 MRI。急性期脑出血,CT 表现为高密度,尽管颅底骨性伪影使少量幕下出血难以诊断,但大多数脑出血可清楚显示,一般出血后6～8 周,由于出血溶解,在 CT 表现为脑脊液密度。血肿的 MRI 信号多变,并受多种因素影响,除血红蛋白状态外,其他因素包括磁场强度、脉冲序列、红细胞状态、凝血块的时间、氧合作用等。

MRI 的优点是可以观察出血的溶解过程。了解出血的生理学改变,是理解出血信号在 MRI 变化的基础。简单地说,急性出血由于含氧合血红蛋白及脱氧血红蛋白,在 T_1WI 呈轻度低信号,在 T_2WI 呈灰至黑色低信号;亚急性期出血(一般指 3 天～3 周)由于正铁血红蛋白形成,在 T_1WI 及 T_2WI 均呈高信号(图 6-1)。随着正铁血红蛋白被巨噬细胞吞噬,转化为含铁血黄素,在 T_2WI 可见在血肿周围形成一低信号环。以上出血过程的 MRI 特征,在高场强磁共振仪显像时尤为明显。

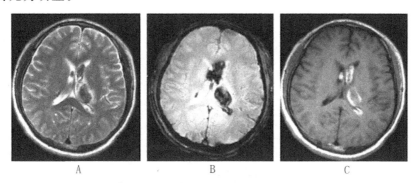

图 6-1　脑出血

A.轴面 T_2WI;B.轴面梯度回波像;C.轴面 T_1WI;MRI 显示左侧丘脑血肿,破入双侧侧脑室体部和左侧侧脑室枕角

二、超急性期脑梗死与急性脑梗死

(一)临床表现与病理特征

脑梗死是常见疾病,具有发病率、死亡率和致残率高的特点,严重威胁人类健康。伴随着脑梗死病理生理学的研究进展,特别是有学者提出"半暗带"概念和开展超微导管溶栓治疗后,临床需要在发病的超急性期及时明确诊断,并评价缺血脑组织血流灌注状态,以便选择最佳治疗方案。

MRI 检查是诊断缺血性脑梗死的有效方法。发生在 6 小时内的脑梗死称为超急性期脑梗死。梗死发生 4 小时后,由于病变区持续性缺血、缺氧,细胞膜离子泵衰竭,发生细胞毒性脑水肿。6 小时后,血-脑屏障破坏,继而出现血管源性脑水肿,脑细胞出现坏死。1~2 周后,脑水肿逐渐减轻,坏死脑组织液化,梗死区出现吞噬细胞,清除坏死组织。同时,病变区胶质细胞增生,肉芽组织形成。8~10 周后,形成囊性软化灶。少数缺血性脑梗死在发病 24~48 小时后,可因血液再灌注,发生梗死区出血,转变为出血性脑梗死。

(二)MRI 表现

常规 MRI 用于诊断脑梗死的时间较早。但由于常规 MRI 特异性较低,往往需要在发病 6 小时以后才能显示病灶,而且不能明确病变的范围及半暗带大小,也无法区别短暂性脑缺血发作(TIA)与急性脑梗死,因此其诊断价值受限。随着 MRI 技术的发展,功能性磁共振检查提供了丰富的诊断信息,使缺血性脑梗死的诊断有了突破性进展。

在脑梗死超急性期，T_2WI 上脑血管出现异常信号，表现为正常的血管流空效应消失。T_1WI 增强扫描时，出现动脉增强的影像，这是最早的表现。它与脑血流速度减慢有关，此征象在发病 3～6 小时即可发现。血管内强化一般出现在梗死区域及其附近，皮质梗死较深部白质梗死更多见。基底核、丘脑、内囊、大脑的腔隙性梗死一般不出现血管内强化，大范围的脑干梗死有时可见血管内强化。

由于脑脊液的流动伪影及与相邻脑皮质产生的部分容积效应，常规 T_2WI 不易显示位于大脑皮质与灰白质交界处、岛叶及脑室旁深部脑白质的病灶，且不易鉴别脑梗死分期。FLAIR 序列由于抑制脑脊液信号，同时增加 T_2 权重成分，背景信号减低，使病灶与正常组织的对比显著增加，易于发现病灶。FLAIR 序列的另一特点是可鉴别陈旧与新鲜梗死灶。陈旧与新鲜梗死灶在 T_2WI 均为高信号。而在 FLAIR 序列，由于陈旧梗死灶液化，内含自由水，T_1 值与脑脊液相似，故软化灶呈低信号，或低信号伴周围环状高信号；新鲜病灶含结合水，T_1 值较脑脊液短，呈高信号。但 FLAIR 序列仍不能对脑梗死做出精确分期，同时对于 6 小时以内的超急性期病灶，FLAIR 的检出率也较差。弥散加权成像技术（DWI）在脑梗死中的应用解决了这一问题。

DWI 对缺血改变非常敏感，尤其是超急性期脑缺血。脑组织急性缺血后，由于缺血、缺氧、Na^+-K^+-ATP 酶泵功能降低，导致水钠潴留，首先引起细胞毒性水肿，水分子弥散运动减慢，表现为 ADC 值下降，继而出现血管源性水肿，随后细胞溶解，最后形成软化灶。相应地，在急性期表现弥散系数（ADC）值先降低后逐渐回升，在亚急性期 ADC 值多数降低。DWI 图与 ADC 图的信号表现相反，在 DWI 弥散快（ADC 值高）的组织呈低信号，弥散慢（ADC 值低）的组织呈高信号。人脑发病后 2 小时即可在 DWI 发现直径 4 mm 的腔隙性病灶。急性期病例 T_1WI 和 T_2WI 均可正常，FLAIR 部分显示病灶，而在 DWI 均可见脑神经体征相对应区域的高信号。发病 6～24 小时后，T_2WI 可发现病灶，但病变范围明显小于 DWI，信号强度明显低于 DWI。发病 24～72 小时后，DWI 与 T_1WI、T_2WI、FLAIR 显示的病变范围基本一致。72 小时后进入慢性期，随诊观察到 T_2WI 仍呈高信号，而病灶在 DWI 信号下降，且在不同病理进程中信号表现不同。随时间延长，DWI 信号继续下降，表现为低信号，此时 ADC 值明显升高。因此，DWI 不仅能对急性脑梗死定性分析，还可通过计算 ADC 值做定量分析，鉴别新鲜和陈旧脑梗死，评价疗效及预后。

DWI、FLAIR、T_1WI、T_2WI 敏感性比较：对于急性脑梗死，FLAIR 序列敏感

性高,常早于 T_1WI、T_2WI 显示病变,此时 FLAIR 成像可取代常规 T_2WI;DWI 显示病变更为敏感,病变与正常组织间的对比更高,所显示的异常信号范围均不同程度大于常规 T_2WI 和 FLAIR 序列,因此 DWI 敏感性最高。但 DWI 空间分辨率相对较低,磁敏感性伪影影响显示颅底部病变(如颞极部、额中底部、小脑),而 FLAIR 显示这些部位的病变较 DWI 清晰。DWI 与 FLAIR 技术在评价急性脑梗死病变中具有重要的临床价值,两者结合应用能准确诊断早期梗死,鉴别新旧梗死病灶,指导临床溶栓灌注治疗。

磁共振灌注成像(PWI)显示脑梗死病灶比其他 MRI 更早,且可定量分析脑血流量(CBF)。在大多数病例,PWI 与 DWI 表现存在一定差异。在超急性期,PWI 显示的脑组织血流灌注异常信号区大于 DWI 的异常信号区,且 DWI 显示的异常信号区多位于病灶中心。缺血半暗带是指围绕异常弥散中心的周围正常弥散组织,它在急性期灌注量减少,随病程进展逐渐加重。如不及时治疗,于发病几小时后,DWI 所示异常信号区域将逐渐扩大,与 PWI 所示血流灌注异常区域趋于一致,最后发展为梗死灶。同时应用 PWI 和 DWI,有可能区分可恢复性缺血脑组织与真正的脑梗死组织(图 6-2、图 6-3)。

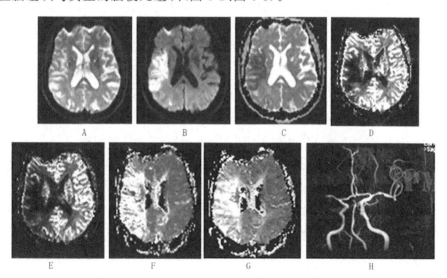

图 6-2 超急性期脑梗死

A.轴面 DWI(b=0),右侧大脑中动脉分布区似见高信号;B.DWI(b=1 500)显示右侧大脑中动脉分布区异常高信号;C.ADC 图显示相应区域低信号;D.PWI 显示 CBF 减低;E.PWI 显示脑血容量(CBV)减低;F.PWI 显示 MTT 延长;G.PWI 显示 TTP 延长;H.MRA 显示右侧 MCA 闭塞

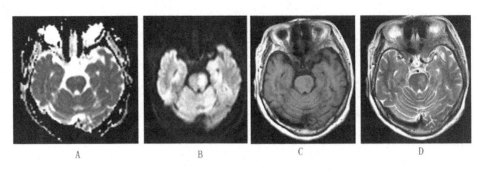

图 6-3　脑桥急性脑梗死

A.轴面 ADC 图未见明显异常信号；B.DWI 显示左侧脑桥异常高信号；

C.轴面 T_1WI,左侧脑桥似见稍低信号；D.在 T_2WI,左侧脑桥可见稍高信号

核磁共振波谱图（MRS）可区分水质子信号与其他化合物或原子中质子产生的信号,使脑梗死的研究达到细胞代谢水平。这有助于理解脑梗死的病理生理变化,早期诊断,判断预后和疗效。急性脑梗死[31]P-MRS 主要表现为附加峰（PCr）和三磷酸腺苷（ATP）下降,血流灌注指数（Pi）升高,同时 pH 值降低。发病后数周[31]P-MRS 的异常信号改变可反映梗死病变不同演变的代谢状况。脑梗死发生 24 小时内,^{31}P-MRS 显示病变区乳酸持续性升高,这与葡萄糖无氧酵解有关。

三、静脉窦闭塞

（一）临床表现与病理特征

脑静脉窦血栓是一种特殊类型的脑血管病,分为非感染性与感染性两大类。前者多由外伤、消耗性疾病、某些血液病、妊娠、严重脱水、口服避孕药等所致,后者多继发于头面部感染,以及化脓性脑膜炎、脑脓肿、败血症等疾病。主要临床表现为颅内高压,如头痛、呕吐、视力下降、视盘水肿等。

本病发病机制和病理变化不同于动脉血栓形成,脑静脉回流障碍和脑脊液吸收障碍是主要改变。若静脉窦完全阻塞并累及大量侧支静脉,或血栓扩展到脑皮质静脉时,出现颅内压增高和脑静脉、脑脊液循环障碍,导致脑水肿、出血、坏死。疾病晚期,严重的静脉血流瘀滞和颅内高压将继发动脉血流减慢,导致脑组织缺血、缺氧,甚至梗死。因此,临床表现多样性是病因及病期不同、血栓范围和部位不同,以及继发脑内病变综合作用的结果。

（二）MRI 表现

MRI 诊断静脉窦血栓有一定优势,一般不需增强扫描。颅脑静脉血管成像

(MRV)可替代 DSA 检查。脑静脉窦血栓最常发生于上矢状窦,根据形成时间长短,MRI 表现复杂多样(图 6-4),给诊断带来一定困难。急性期静脉窦血栓通常在 T_1WI 呈中等或明显高信号,T_2WI 显示静脉窦内极低信号,而静脉窦壁呈高信号。随着病程延长,T_1WI 及 T_2WI 均呈高信号;有时在 T_1WI,血栓边缘呈高信号,中心呈等信号,这与脑内血肿的演变一致。T_2WI 显示静脉窦内流空信号消失,随病程发展甚至萎缩、闭塞。

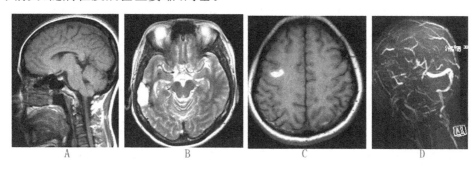

图 6-4　静脉窦闭塞

A.矢状面 T_1WI 显示上矢状窦中后部异常信号;B.轴面 T_2WI 显示右颞部长 T_2 信号,周边见低信号(含铁血红素沉积);C.轴面 T_1WI 显示右额叶出血灶;D.MRV 显示上矢状窦、右侧横窦及乙状窦闭塞

需要注意,缩短重复时间(TR)可使正常人脑静脉窦在 T_1WI 信号增高,与静脉窦血栓混淆。由于磁共振的流入增强效应,在 T_1WI 正常人脑静脉窦可由流空信号变为明亮信号,与静脉窦血栓表现相同。另外,血流缓慢可使静脉窦信号强度增高;颞静脉存在较大逆流,可使部分发育较小的横窦呈高信号;乙状窦和颈静脉球内的涡流也常在 SE 图像呈高信号。因此,对于疑似病例,应通过延长 TR、改变扫描层面,以及行 MRV 检查进一步鉴别。

MRV 可反映脑静脉窦的形态和血流状态,对诊断静脉窦血栓具有一定优势。静脉窦血栓的直接征象为受累静脉窦闭塞、不规则狭窄和充盈缺损。由于静脉回流障碍,常见脑表面及深部静脉扩张、静脉血瘀滞及侧支循环形成。但是,当存在静脉窦发育不良时,MRI 及 MRV 诊断本病存在困难。对比剂增强MRV 可得到更清晰的静脉图像,弥补这方面的不足。大脑除了浅静脉系统,还有深静脉系统。后者由 Galen 静脉和基底静脉组成。增强 MRV 显示深静脉比MRV 更清晰。若 Galen 静脉形成血栓,可见局部引流区域(如双侧丘脑、尾状核、壳核、苍白球)水肿,侧脑室扩大。一般认为孟氏孔梗阻由水肿造成,而非静脉压升高所致。

四、动脉瘤

(一)临床表现与病理特征

脑动脉瘤是脑动脉的局限性扩张,发病率较高。患者主要症状有出血、局灶性神经功能障碍、脑血管痉挛等。绝大多数囊性动脉瘤是先天性血管发育不良和后天获得性脑血管病变共同作用的结果,此外,创伤和感染也可引起动脉瘤,高血压、吸烟、饮酒、滥用可卡因、避孕药、某些遗传因素也被认为与动脉瘤形成有一定关系。

动脉瘤破裂危险因素包括瘤体大小、部位、形状、多发、性别、年龄等。瘤体大小是最主要因素,基底动脉末端动脉瘤最易出血,高血压、吸烟、饮酒增加破裂的危险性。32%～52%的蛛网膜下腔出血为动脉瘤破裂引起。治疗时机不同,治疗方法、预后和康复差别很大。对于未破裂的动脉瘤,目前主张早期诊断及早期外科手术治疗。

(二)MRI表现

动脉瘤在 MRI 呈边界清楚的低信号,与动脉相连。血栓形成后,动脉瘤可呈不同信号强度(图 6-5),据此可判断血栓的范围、瘤腔的大小及是否并发出血。瘤腔多位于动脉瘤的中央,呈低信号,如血液滞留可呈高信号。血栓因血红蛋白代谢阶段不同,其信号也不同。

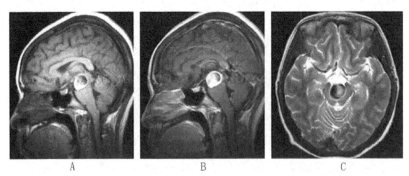

图 6-5　基底动脉动脉瘤

A.矢状面 T_1WI 显示脚间池圆形混杂信号,可见流动伪影;B.增强 T_1WI 可见动脉瘤瘤壁强化明显;C.轴面 T_2WI 显示动脉瘤内混杂低信号

动脉瘤破裂时常伴蛛网膜下腔出血。两侧大脑间裂的蛛网膜下腔出血常与前交通动脉瘤破裂有关,外侧裂的蛛网膜下腔出血常与大脑中动脉动脉瘤破裂有关,第四脑室内血块常与小脑后下动脉瘤破裂有关,第三脑室或双侧侧脑室内

血块常与前交通瘤和大脑中动脉瘤破裂有关。

五、血管畸形

(一)临床表现与病理特征

血管畸形与胚胎发育异常有关,包括动静脉畸形、毛细血管扩张症、海绵状血管瘤(最常见的隐匿性血管畸形)、脑静脉畸形或静脉瘤等。各种脑血管畸形中,动静脉畸形最常见,为迂曲扩张的动脉直接与静脉相连,中间没有毛细血管。畸形血管团大小不等,多发于大脑中动脉系统,幕上多于幕下。由于动静脉畸形存在动静脉短路,使局部脑组织呈低灌注状态,易形成缺血或梗死。畸形血管易破裂,引起自发性出血。临床表现为癫痫发作、血管性头痛、进行性神经功能障碍等。

(二)MRI 表现

脑动静脉畸形时,MRI 显示脑内流空现象,即低信号环状或线状结构(图 6-6),代表血管内高速血流。在注射 Gd 对比剂后,高速血流的血管通常不增强,而低速血流的血管往往明显增强。梯度回波脉冲(GRE)图像有助于评价血管性病变。CT 可见形态不规则、边缘不清楚的等密度或高密度点状、弧线状血管影及钙化。

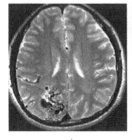 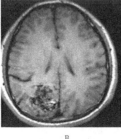 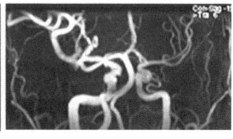

A　　　　　　　　　　B　　　　　　　　　　C

图 6-6　脑动静脉畸形

A.轴面 T_2WI 显示右顶叶混杂流空信号及增粗的引流静脉;B.轴面 T_1WI 显示团状混

杂信号;C.MRA 显示异常血管团、供血动脉、引流静脉

中枢神经系统的海绵状血管瘤并不少见。典型 MRI 表现:在 T_1WI 及 T_2WI,病变呈高信号或混杂信号,部分病例可见桑葚状或网络状结构;在 T_2WI,病灶周边由低信号的含铁血黄素构成。在 GRE 图像,因磁敏感效应增加,低信号更明显,可以提高对小海绵状血管瘤的检出率。MRI 的诊断敏感性、特异性及对病灶结构的显示均优于 CT。部分海绵状血管瘤具有生长趋势,MRI 随诊

可了解其演变情况。毛细血管扩张症也是脑出血的原因之一。CT 扫描及常规血管造影时，往往为阴性结果。MRI 检查显示微小灶性出血，提示该病；由于含有相对缓慢的血流，注射对比剂后可见病灶增强。

脑静脉畸形或静脉瘤较少引起脑出血，典型 MRI 表现为注射 Gd 对比剂后，病灶呈"水母头"样，经中央髓静脉引流（图 6-7）。合并海绵状血管瘤时，可有出血表现。注射对比剂前，较大的静脉分支在 MRI 呈流空低信号。有时，质子密度像可见线样高或低信号。静脉畸形的血流速度缓慢，MRA 成像时如选择恰当的血流速度，常可显示病变。血管造影检查时，动脉期表现正常，静脉期可见扩张的髓静脉分支。

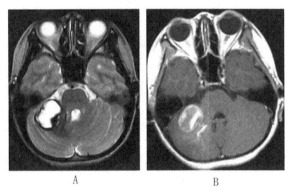

A   B

图 6-7   脑静脉畸形

A.轴面 T_2WI 显示右侧小脑异常高信号，周边有含铁血黄素沉积（低信号环）；B.轴面 T_1WI 增强扫描，可见团状出血灶及"水母头"样静脉畸形

第二节   颅 脑 肿 瘤

一、星形细胞瘤

(一)临床表现与病理特征

神经胶质瘤是中枢神经系统最常见的原发性肿瘤，约占脑肿瘤的 40%，呈浸润性生长，预后差。在胶质瘤中，星形细胞瘤最常见，约占 75%，幕上多发。按照 WHO 肿瘤分类标准，星形细胞瘤分为Ⅰ级、Ⅱ级、Ⅲ级（间变型）、Ⅳ级（多形性胶质母细胞瘤）。

(二)MRI 表现

星形细胞瘤的恶性程度和分级不同,MRI 征象也存在差异。低度星形细胞瘤边界多较清晰,信号较均匀,水肿及占位效应轻,出血少见,无强化或强化不明显。高度恶性星形细胞瘤边界多模糊,信号不均匀,水肿及占位效应明显,出血相对多见,强化明显(图 6-8、图 6-9)。高、低度恶性星形细胞瘤的信号强度虽有一定差异,但无统计学意义。常规 T_1WI 增强扫描能反映血-脑屏障破坏后对比剂在组织间隙的聚集程度,并无组织特异性。血-脑屏障破坏的机制是肿瘤破坏毛细血管,或病变组织血管由新生的异常毛细血管组成。肿瘤强化与否,在反映肿瘤血管生成方面有一定的局限性。

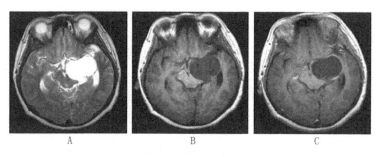

图 6-8　星形细胞瘤(一)

A、B.轴面 T_2WI 及 T_1WI 显示左侧颞叶内侧团状长 T_2、长 T_1 异常信号,边界清晰,相邻脑室颞角及左侧中脑大脑脚受压;C.增强扫描 T_1WI 显示肿瘤边缘线样强化

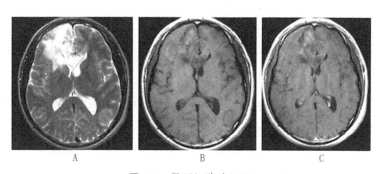

图 6-9　星形细胞瘤(二)

A、B.轴面 T_2WI 及 T_1WI 显示右侧额叶及胼胝体膝部混杂异常信号,周边可见水肿,右侧脑室额角受压;C.增强扫描 T_1WI 显示肿瘤不均匀强化

虽然常规 MRI 对星形细胞瘤的诊断准确率较高,有助于制订治疗方案,但仍有局限性。因治疗方法的选择,应根据病理分级不同而异。一些新的扫描序列,如 DWI、PWI、MRS 等,有可能对星形细胞瘤的诊断、病理分级、预后及疗效

做出更准确的评价。

PWI可评价血流的微循环,即毛细血管床的血流分布特征。PWI是在活体评价肿瘤血管生成最可靠的方法之一,可对星形细胞瘤的术前分级及肿瘤侵犯范围提供有价值的信息。胶质母细胞瘤和间变胶质瘤实质部分的相对脑血流容积(rCBV)明显高于Ⅰ、Ⅱ级星形细胞瘤。

MRS利用MR现象和化学位移作用,对一系列特定原子核及其化合物进行分析,是目前唯一无损伤性研究活体组织代谢、生化变化及对化合物定量分析的方法。不同的颅脑肿瘤,由于组成成分不同、细胞分化程度不同、神经元破坏程度不同,MRS表现存在差异。MRS对星形细胞瘤定性诊断和良恶性程度判断具有一定的特异性。

二、胶质瘤病

(一)临床表现与病理特征

胶质瘤病为一种颅内少见疾病,主要临床症状有头痛、记忆力下降、性格改变及精神异常,病程数周至数年不等。病理组织学特点是胶质瘤细胞(通常为星形细胞)在中枢神经系统内弥漫性过度增生,病变沿血管及神经轴突周围浸润性生长,神经结构保持相对正常。病灶主要累及脑白质,累及大脑灰质少见;病灶区域脑组织弥漫性轻微肿胀,边界不清;肿瘤浸润区域脑实质结构破坏不明显,坏死、囊变或出血很少见。

(二)MRI表现

肿瘤细胞多侵犯大脑半球的2个或2个以上部位,皮质及皮质下白质均可受累,白质受累更显著,引起邻近脑中线结构对称性的弥漫性浸润,尤以胼胝体弥漫性肿胀最常见。病变多侵犯额、颞叶,还可累及基底核、脑干、小脑、软脑膜及脊髓等处。MRI特点:在T_1WI呈片状弥散性低信号,在T_2WI呈高信号,信号强度较均匀(图6-10)。T_2WI显示病变更清楚。病灶边界模糊,常有脑水肿表现。病变呈弥漫性浸润生长,受累区域脑组织肿胀,脑沟变浅或消失,脑室变小。由于神经胶质细胞只是弥漫性瘤样增生,保存了原有的神经解剖结构,因此MRI多无明显灶性出血及坏死。

(三)鉴别诊断

脑胶质瘤病是肿瘤性质的疾病,但肿瘤细胞在脑组织中浸润性散在生长,不形成团块,影像表现不典型,易误诊。鉴别诊断主要应排除下列疾病。

1.多中心胶质瘤

本病系颅内同时原发 2 个以上胶质瘤,各瘤体间彼此分离,无组织学联系。脑胶质瘤病为胶质瘤细胞弥漫浸润性生长,影像表现为大片状。

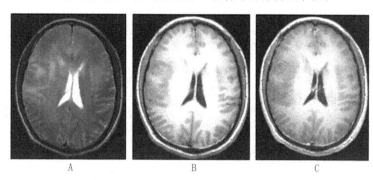

图 6-10 胶质瘤病

A、B.轴面 T_2WI 及 T_1WI 显示双侧额、颞叶及胼胝体膝部片状稍长 T_1、稍长 T_2 异常信号,弥漫性浸润生长,边界不清;C.轴面增强扫描 T_1WI 显示肿瘤强化不明显

2.其他恶性浸润胶质瘤

如多形性胶质母细胞瘤。此类胶质瘤有囊变、坏死,MRI 信号不均匀,占位效应明显,增强扫描时有不同形式的明显强化。

3.各种脑白质病及病毒性脑炎

脑胶质瘤病早期影像与其有相似之处,有时无法鉴别。但大多数患者在应用大量的抗生素和激素类药物后,病情仍进行性加重,复查 MRI 多显示肿瘤细胞浸润发展,肿瘤增大,占位效应逐渐明显。

三、室管膜瘤

(一)临床表现与病理特征

室管膜瘤起源于室管膜或室管膜残余部位,比较少见。本病主要发生在儿童和青少年,5 岁以下占 50%,居儿童幕下肿瘤第三位,男多于女。其病程与临床表现主要取决于肿瘤的部位,位于第四脑室者病程较短,侧脑室者病程较长,常有颅内压增高的表现。

颅内好发部位依次为第四脑室、侧脑室、第三脑室和导水管。幕下占60%~70%,特别是第四脑室。脑实质内好发部位是顶、颞、枕叶交界处,绝大多数含有大囊,50%有钙化。病理学诊断主要依靠瘤细胞排列呈菊形团或血管周假菊形团这一特点。肿瘤细胞脱落后,可随脑脊液种植转移。

(二)MRI 表现

(1)脑室内或以脑室为中心的肿物,以不规则形为主,边界不整齐,或呈分叶状、边界清楚的实质性占位病变(图 6-11)。

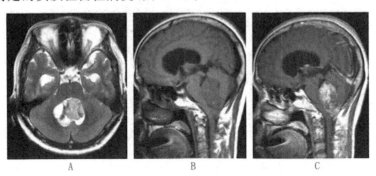

图 6-11　室管膜瘤

A.轴面 T_2WI 显示第四脑室内不规则形肿物,信号不均匀;B、C.矢状面 T_1WI 和增强
T_1WI 显示肿瘤突入小脑延髓池,强化不均匀,幕上脑积水

(2)脑室内病变边缘光滑,周围无水肿,质地略均质,其内可有斑点状钙化或小囊变区;脑实质内者以不规则形为主,常见大片囊变区及不规则钙化区,周围有水肿带。

(3)发生于脑室系统者,常伴不同程度的脑积水;发生于脑实质者,有脑室系统受压改变。

(4)实质成分 CT 表现主要为混杂密度,或略高密度病灶;在 T_1WI 呈略低信号,T_2WI 呈略高信号或高信号,增强扫描不均匀强化。

(三)鉴别诊断

室管膜瘤需要与以下疾病鉴别。

1.局限于第四脑室的室管膜瘤应与髓母细胞瘤鉴别

前者多为良性,病程长,发展慢,病变多有囊变及钙化;后者为恶性肿瘤,起源于小脑蚓部,常突向第四脑室,与脑干间常有一间隙(内含脑脊液)。其表现较光滑,强化表现较室管膜瘤更明显,病程短,发展快,囊变及钙化少见,病变区密度多均匀一致。此外,髓母细胞瘤成人少见,其瘤体周围有一环形水肿区,而室管膜瘤不常见。

2.脉络丛乳头状瘤

该病好发于第四脑室,肿瘤呈结节状,边界清楚,悬浮于脑脊液中,脑积水症状出现更早、更严重,脑室扩大明显,其钙化与强化较室管膜瘤明显。

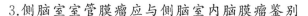

3.侧脑室室管膜瘤应与侧脑室内脑膜瘤鉴别

后者多位于侧脑室三角区,形状较规则,表面光滑,密度均匀,强化明显。室管膜下室管膜瘤常发生于孟氏孔附近,大多完全位于侧脑室内,边界清楚,很少侵犯周围脑组织,脑水肿及钙化均少见,强化轻微或无。

4.大脑半球伴有囊变的室管膜瘤需与脑脓肿鉴别

后者起病急,常有脑膜脑炎的临床表现,病灶强化与周围水肿较前者更显著。

5.星形细胞瘤及转移瘤

发病年龄多在 40 岁以上,有明显的花环状强化,瘤周水肿与占位效应重。

四、神经元及神经元与胶质细胞混合性肿瘤

包括神经节细胞瘤、小脑发育不良性节细胞瘤、神经节胶质瘤、中枢神经细胞瘤。这些肿瘤的影像表现,特别是 MRI 表现各具有一定特点。

(一)神经节细胞瘤

1.临床表现与病理特征

神经节细胞瘤为单纯的神经元肿瘤,无胶质成分及恶变倾向,组织结构类似正常脑,缺乏新生物特征。大多数为脑发育不良,位于大脑皮质或小脑。单侧巨脑畸形时可见奇异神经元,伴星形细胞数量及体积增加。

2.MRI 表现

在 T_2WI 为稍高信号,在 T_1WI 为低信号,MRI 确诊困难。合并其他脑畸形时,T_1WI 可见局部灰质变形,信号无异常或轻度异常,T_2WI 呈等密度或低密度信号,PD 呈相对高密度信号。CT 平扫可为高密度信号或显示不明显。注射对比剂后,肿瘤不强化或轻度强化。

(二)神经节胶质瘤

1.临床表现与病理特征

临床主要表现为长期抽搐及高颅压症状,生存时间长,青年多见。本病发病机制目前有两种学说。

(1)先天发育不全学说:在肿瘤形成前即存在神经细胞发育不良,在此基础上,胶质细胞肿瘤性增生,刺激或诱导幼稚神经细胞分化,形成含神经元及胶质细胞的真性肿瘤。

(2)真性肿瘤学说:神经节胶质瘤以分化良好的瘤性神经节细胞与胶质细胞(多为星形细胞,偶为少枝细胞)混合为特征。神经节胶质瘤可能具有神经内分

泌功能。实性、囊性各占 50％，囊壁结节，生长缓慢，部分有恶变及浸润倾向。

2.MRI 表现

典型影像表现为幕上发生，特别是额叶及颞叶的囊性病灶(图 6-12)，伴有强化的壁结节。肿瘤在 T_1WI 呈低信号团块，囊性部分信号更低。在质子密度像，肿瘤囊腔如含蛋白成分高，其信号高于囊壁及肿瘤本身。在 T_2WI 囊液及肿瘤均为高密度信号，局部灰白质界限不清。注射 Gd-DTPA 后，病变由不强化至明显强化，以结节、囊壁及实性部分强化为主。1/3 的病例伴有钙化，CT 可清楚显示，MRI 不能显示。

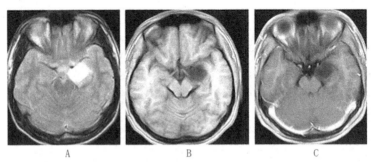

图 6-12　神经节胶质瘤

A、B.轴面 T_2WI 及 T_1WI 显示左侧颞叶内侧不规则形长 T_1、长 T_2 异常信号，边界欠清；C.轴面 T_1WI 增强扫描，病变强化不明显

3.鉴别诊断

神经节胶质瘤的影像学诊断应与以下疾病鉴别：①蛛网膜囊肿位于脑外，为脑脊液信号。②表皮样囊肿位于脑外，信号类似。

(三)中枢神经细胞瘤

1.临床表现与病理特征

本病常见于青年人(平均年龄 31 岁)，临床症状表现为头痛及颅内压增高。它占原发脑肿瘤的 0.5％，1982 年由 Hassoun 首次报道，具有特殊的形态学及免疫组织学特征。

肿瘤来源于孟氏孔的透明隔下端，呈现分叶状，局限性，边界清楚。常见坏死、囊变灶。部分含血管丰富，可有出血。肿瘤细胞大小一致，分化良好，似少枝胶质细胞但胞质不空，似室管膜瘤但缺少典型的菊花团，有无核的纤维区带。电镜下可见细胞质内有内分泌样小体。有报道称免疫组化显示神经元标记蛋白。

2.MRI 表现

中枢神经细胞瘤位于侧脑室体部，邻近孟氏孔，宽基附于侧室壁。在 T_1WI

呈不均匀等信号团块,肿瘤血管及钙化为流空或低信号;在 T_2WI,部分与皮质信号相等,部分呈高信号;注射Gd-DTPA后,强化不均匀(图 6-13);可见脑积水。CT 显示丛集状、球状钙化。

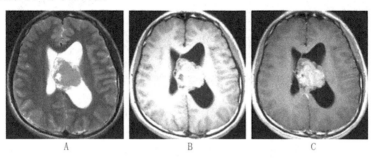

图 6-13　中枢神经细胞瘤

A、B.轴面 T_2WI 及 T_1WI 显示左侧脑室不规则形团块,信号不均匀,透明隔右移;C.轴面增强 T_1WI 显示病变中度不均匀强化

3.鉴别诊断

应包括脑室内少枝胶质细胞瘤,室管膜下巨细胞星形细胞瘤,低级或间变星形细胞瘤,室管膜瘤。

4.小脑发育不良性节细胞瘤

(1)临床表现与病理特征:本病又称 LD 病、结构不良小脑神经节细胞瘤。它是一种低级小脑新生物,主要发生在青年人,且以小脑为特发部位。临床表现为颅后窝症状,如共济障碍、头痛、恶心、呕吐等。

正常小脑皮质构成:外层为分子层,中层为浦肯野细胞层,内层为颗粒细胞层。本病的小脑脑叶肥大与内颗粒层及外分子层变厚有关。中央白质常明显减少,外层存在怪异的髓鞘,内层存在许多异常大的神经元。免疫组化染色提示大多数异常神经元源自颗粒细胞,而非浦肯野细胞。本病可单独存在,也可合并Cowden 综合征(多发性错构瘤综合征)、巨脑、多指畸形、局部肥大、异位症及皮肤血管瘤。

(2)MRI 表现:MRI 显示小脑结构破坏和脑叶肿胀,边界清楚,无水肿。病变在 T_1WI 呈低信号,在 T_2WI 呈高信号,注射对比剂后无强化。脑叶结构存在,病灶呈条纹状(高低信号交替带)为本病特征(图 6-14)。可有邻近颅骨变薄、梗阻性脑积水。

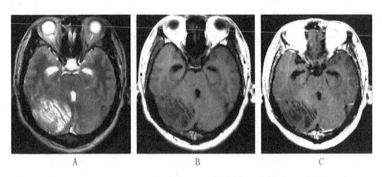

图 6-14　小脑发育不良性节细胞瘤

A、B.轴面 T_2WI 及 T_1WI 显示右侧小脑条纹状长 T_1、长 T_2 异常信号，边界清楚；C.轴面增强 T_1WI 显示病变强化不明显

五、胚胎发育不良神经上皮肿瘤

(一)临床表现与病理特征

胚胎发育不良神经上皮肿瘤(dysembryoplastic neuroepithelial tumor，DNET)多见于儿童和青少年，常于 20 岁之前发病。患者多表现为难治性癫痫，但无进行性神经功能缺陷。经手术切除肿瘤后，一般无须放疗或化疗，预后好。

(二)MRI 表现

DNET 多位于幕上表浅部位，颞叶最常见，占 62%～80%，其次为额叶、顶叶和枕叶。外形多不规则，呈多结节融合脑回状，或局部脑回不同程度扩大，形成肥皂泡样隆起。MRI 平扫，在 T_1WI 病灶常呈不均匀低信号，典型者可见多个小囊状更低信号区；在 T_2WI 大多数肿瘤呈均匀高信号，如有钙化则显示低信号。病灶边界清晰，占位效应轻微，水肿少见(图 6-15)，是本病的影像学特点。T_1WI 增强扫描时，DNET 表现多样，多数病变无明显强化，少数可见结节样或点状强化。

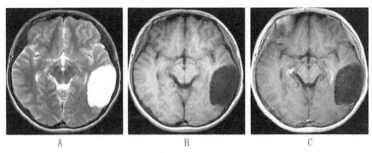

图 6-15　胚胎发育不良神经上皮肿瘤

A、B.轴面 T_2WI 及 T_1WI 显示左侧颞叶囊性异常信号，边界清楚，周边无水肿；C.轴面增强 T_1WI 显示病变强化不明显

六、脑膜瘤

(一)临床表现与病理特征

肿瘤起病慢,病程长,可达数年之久。初期症状及体征可不明显,以后逐渐出现颅内高压及局部定位症状和体征。主要表现为剧烈头痛、喷射状呕吐、血压升高及眼底视盘水肿。

脑膜瘤起源于蛛网膜颗粒的内皮细胞和成纤维细胞,是颅内最常见非胶质原发脑肿瘤,占颅内肿瘤的 $15\%\sim20\%$。本病常为单发,偶可多发,较大肿瘤可分叶。WHO 1989 年分类,根据细胞形态和组织学特征,将其分为脑膜细胞型脑膜瘤、成纤维细胞型脑膜瘤、过渡型脑膜瘤、乳头型脑膜瘤、透明细胞型脑膜瘤、化生型脑膜瘤、脊索样脑膜瘤和富于淋巴浆细胞的脑膜瘤。

(二)MRI 表现

多数脑膜瘤在 T_1WI 和 T_2WI 信号强度均匀, T_1WI 呈灰质等信号或略低信号, T_2WI 呈等或略高信号。少数信号不均匀,在 T_1WI 可呈等信号、高信号、低信号。由于无血-脑屏障破坏,绝大多数在增强扫描 T_1WI 呈均一强化,硬脑膜"尾征"对脑膜瘤的诊断特异性高达 81%(图 6-16)。MRI 可以显示脑脊液、血管间隙,广基与硬膜相连,骨质增生或受压变薄、膨隆,邻近脑池、脑沟扩大,有静脉窦阻塞等脑外占位征象。

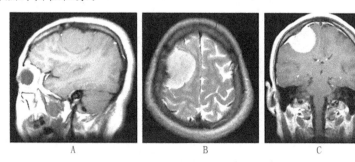

图 6-16 脑膜瘤

A、B.矢状面 T_1WI 及轴面 T_2WI 显示右侧额叶凸面等 T_1、等 T_2 占位病变,边界清楚,相邻皮质受压、移位;C.冠状面增强 T_1WI 显示肿物明显均匀强化,可见硬脑膜"尾征"

约 15% 的脑膜瘤影像表现不典型,主要包括以下几种情况:①少数脑膜瘤可整个肿瘤钙化,即弥漫性钙化的沙粒型脑膜瘤,在 T_1WI 和 T_2WI 均呈低信号,增强扫描显示轻度强化;②囊性脑膜瘤;③多发性脑膜瘤,常见部位依次为大脑凸面、上矢状窦旁、大脑镰旁、蝶骨嵴、鞍上及脑室内。

(三)鉴别诊断

常见部位的脑膜瘤,诊断不难。少见部位脑膜瘤须与其他肿瘤鉴别。

(1)位于大脑半球凸面、完全钙化的脑膜瘤应与颅骨致密骨肿瘤鉴别:增强MRI检查时,前者有强化,后者无强化。

(2)鞍上脑膜瘤主要应与突入鞍上的垂体巨腺瘤鉴别:以下征象提示脑膜瘤,鞍结节有骨硬化表现,无蝶鞍扩大,矢状面MRI显示肿瘤中心位于鞍结节上方而非垂体腺上方,鞍隔位置正常。

(3)侧脑室内脑膜瘤应与脉络丛乳头状瘤及室管膜瘤鉴别:侧脑室内脉络丛乳头状瘤和室管膜瘤主要发生于儿童和少年,而脑膜瘤常见于中年人;脉络丛乳头状瘤可有脑脊液分泌过多,表现为脑室普遍扩大,而脑膜瘤仅有同侧侧脑室颞角扩大;脉络丛乳头状瘤表面常呈颗粒状,脑膜瘤边缘较圆滑;室管膜瘤强化欠均匀,脑膜瘤强化较均匀。

七、脉络丛肿瘤

(一)临床表现与病理特征

脉络丛肿瘤(CPT)是指起源于脉络丛上皮细胞的肿瘤,WHO中枢神经系统肿瘤分类将其分为良性的脉络丛乳头状瘤(CPP)、非典型脉络丛乳头状瘤和恶性的脉络丛癌(CPC)3类,分属Ⅰ级、Ⅱ级和Ⅲ级肿瘤。绝大多数为良性,恶性仅占10%~20%。CPT好发部位与年龄有关,儿童多见于侧脑室,成人多见于第四脑室。脑室系统外发生时,最多见于桥小脑角区。CPT的特征是脑积水,原因主要有:①肿瘤直接导致脑脊液循环通路梗阻(梗阻性脑积水);②脑脊液生成和吸收紊乱(交通性脑积水)。CPT发生的脑积水、颅内压增高及局限性神经功能障碍多为渐进性,但临床上部分患者急性发病,应引起重视。

(二)MRI表现

MRI检查多可见"菜花状"的特征性表现,肿瘤表面不光滑、不平整,常呈粗糙颗粒状;而肿瘤信号无特征,在T_1WI多呈低或等信号,在T_2WI呈高信号,强化较明显(图6-17)。CT平扫多表现为等或略高密度病灶,类圆形,部分呈分叶状,边界清楚,增强扫描呈显著均匀强化。

(三)鉴别诊断

(1)与室管膜瘤鉴别:后者囊变区较多见,且多有散在点、团状钙化,增强扫描时中等均匀或不均匀强化;发生于幕上者,年龄较大,发生于幕下者年龄较小,与前者正好相反。

（2）与脑室内脑膜瘤鉴别：后者除具有脑膜瘤典型特征外，脑积水不如前者显著，好发于成年女性，以侧脑室三角区多见。

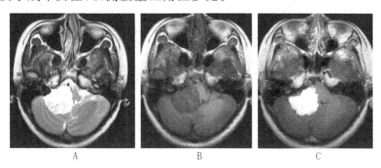

图 6-17　脉络丛乳头状瘤

A、B.轴面 T_2WI 及 T_1WI 显示肿瘤位于右侧桥小脑角区，信号欠均匀，"菜花状"外观，边界清楚；C.轴面增强 T_1WI 显示肿物强化明显

八、髓母细胞瘤

（一）临床表现与病理特征

髓母细胞瘤是一种高度恶性小细胞瘤，极易沿脑脊液通道转移。好发于小儿，特别是 10 岁左右的儿童，约占儿童脑瘤的 20%。本病起病急，病程短，多在 3 个月之内。由于肿瘤推移与压迫第四脑室，导致梗阻性脑积水，故多数患者有明显颅内压增高的症状。

肿瘤起源于原始胚胎细胞残余，多发生于颅后窝小脑蚓部，少数位于小脑半球。病理检查可见肿瘤呈灰红色或粉红色，柔软易碎，边界清楚，但无包膜，出血、钙化及坏死少。镜下肿瘤细胞密集，胞质少，核大且浓染，肿瘤细胞可排列成菊花团状。

（二）MRI 表现

MRI 不仅能明确肿瘤大小、形态及其与周围结构的关系，还能与其他肿瘤鉴别诊断。MRI 检查时，肿瘤的实质部分多表现为长 T_1、长 T_2 信号，增强扫描时实质部分显著强化（图 6-18）；第四脑室常被向前推移，变形变窄；大部分合并幕上脑室扩张及脑积水。MRI 较 CT 有一定优势，能清楚显示肿瘤与周围结构及脑干的关系；矢状面或冠状面 MRI 易显示沿脑脊液种植的病灶。

（三）鉴别诊断

本病需与星形细胞瘤、室管膜瘤、成血管细胞瘤及脑膜瘤相鉴别。

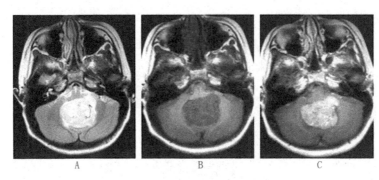

图 6-18　髓母细胞瘤

A、B.轴面 T_2WI 及 T_1WI 显示肿瘤位于小脑蚓部,形态欠规则,边界清楚,第四脑室前移;C.轴面增强 T_1WI 显示肿物不均匀强化

1.星形细胞瘤

星形细胞瘤是儿童常见的颅内肿瘤,其病灶大多位于小脑半球,肿块边缘形态欠规则,幕上脑室扩大较少见,T_1WI 呈低信号,T_2WI 呈高信号,增强扫描时不如髓母细胞瘤强化明显。

2.室管膜瘤

室管膜瘤位于第四脑室内,肿块周围可见脑脊液,呈环形线状包绕,肿瘤内囊变及钙化较多见,肿物信号常不均匀。

3.脑膜瘤

第四脑室内脑膜瘤于 T_1WI 呈等信号,T_2WI 呈高信号,增强扫描时均匀强化,可见硬脑膜"尾征"。

4.成血管细胞瘤

该病常位于小脑半球,表现为大囊、小结节,囊壁无或轻度强化,壁结节明显强化。

九、生殖细胞瘤

(一)临床表现与病理特征

生殖细胞瘤主要位于颅内中线位置,占颅内肿瘤的 11.5%,常见于松果体区和鞍区,以松果体区最多,发生在基底核和丘脑者占 4%～10%。鞍区及松果体区生殖细胞瘤来源于胚胎时期神经管嘴侧部分的干细胞,而基底核及丘脑生殖细胞瘤来自第三脑室发育过程中异位的生殖细胞。

本病男性儿童多见,男女比例约为 2.5∶1。好发年龄在 12～18 岁。早期无临床表现。肿瘤压迫周围组织时,出现相应的神经症状。鞍区肿瘤主要出现视力下降、下丘脑综合征及尿崩症;松果体区出现上视不能、听力下降;基底核区出现偏瘫；垂体区出现垂体功能不全及视交叉、下丘脑受损表现。患者均可有头痛、恶心等高颅压表现。因松果体是一个神经内分泌器官，故肿瘤可能影响内分泌系统。性早熟与病变的部位和细胞种类相关。

（二）MRI 表现

生殖细胞瘤的发生部位不同，MRI 表现也不相同。分述如下。

1.松果体区

瘤体多为实质性，质地均匀，圆形、类圆形或不规则形态，可呈分叶状或在胼胝体压部有切迹，边界清楚。一般呈等 T_1、等 T_2 或稍长 T_2 信号（图 6-19）。大多数瘤体显著强化，少数中度强化，强化多均匀。少数瘤体内有单个或多个囊腔，使强化不均匀。

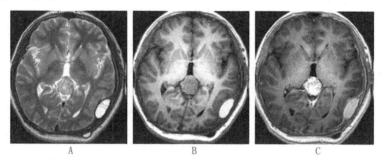

A   B   C

图 6-19　生殖细胞瘤

A、B.轴面 T_2WI 及 T_1WI 显示肿瘤位于第三脑室后部，类圆形，呈等 T_1、等 T_2 异常信号，信号欠均匀，边界清楚；C.轴面增强 T_1WI 显示肿瘤强化明显，但不均匀

2.鞍区

根据肿瘤具体部位，分为 3 类。Ⅰ类：位于第三脑室内，包括从第三脑室底向上长入第三脑室，瘤体一般较大，常有出血、囊变和坏死。Ⅱ类：位于第三脑室底，仅累及视交叉、漏斗、垂体柄、视神经和视束，体积较小，形态多样。可沿漏斗垂体柄分布，呈长条状；或沿视交叉、视束分布，呈椭圆形。一般无出血、囊变、坏死，MRI 多呈等或稍长 T_1、稍长 T_2 信号，明显或中等程度均匀强化。Ⅲ类：仅位于蝶鞍内，MRI 显示鞍内等 T_1、等 T_2 或长 T_2 信号，明显或中度均匀强化。MRI 信号无特征，与垂体微腺瘤无法区别。

3.丘脑及基底核区

肿瘤早期在 T_1WI 为低信号，T_2WI 信号均匀，显著均匀强化，无中线移位，边缘清晰。晚期易发生囊变、坏死和出血，MRI 多呈混杂 T_1 和混杂长 T_2 信号，不均匀强化。肿瘤体积较大，但占位效应不明显，瘤周轻微水肿。肿瘤可沿神经纤维束向对侧基底核扩散,出现斑片状强化;同侧大脑半球可有萎缩。

(三)鉴别诊断

鞍区生殖细胞瘤主要累及神经垂体、垂体柄及下丘脑。瘤体较大时,易与垂体瘤混淆。垂体瘤也呈等 T_1、等 T_2 信号,但多为直立性生长,而生殖细胞瘤向后上生长,可资鉴别。瘤体仅位于鞍内时,MRI 显示垂体饱满,后叶 T_1 高信号消失,表现类似垂体微腺瘤。但垂体腺瘤为腺垂体肿瘤,瘤体较小时仍可见后叶 T_1 高信号,可资鉴别。另外,如发现瘤体有沿垂体柄生长的趋势,或增强扫描时仅见神经垂体区强化,均有助于生殖细胞瘤诊断。

十、原发性中枢神经系统淋巴瘤

(一)临床表现与病理特征

中枢神经系统淋巴瘤曾有很多命名,包括淋巴肉瘤、网织细胞肉瘤、小胶质细胞瘤、非霍奇金淋巴瘤(NHL)等。肿瘤分为原发性和继发性两类。原发性中枢神经系统淋巴瘤是指由淋巴细胞起源,且不存在中枢神经系统以外的淋巴瘤病变。继发性中枢神经系统淋巴瘤是指原发于全身其他部位,后经播散累及中枢神经系统的淋巴瘤。近年来,根据免疫功能状态,又将淋巴瘤分为免疫功能正常型及免疫功能低下型。后者主要与人类免疫缺陷病毒(HIV)感染、器官移植后免疫抑制剂使用及先天遗传性免疫缺陷有关。

中枢神经系统淋巴瘤可在任何年龄发病,高峰在 40～50 岁。有免疫功能缺陷者发病年龄较早。男性多于女性,比例为 2∶1。临床症状包括局灶性神经功能障碍,如无力、感觉障碍、步态异常或癫痫发作。非局灶性表现包括颅内压增高,如头痛、呕吐、视盘水肿。

(二)MRI 表现

中枢神经系统淋巴瘤主要发生在脑内,病灶大多位于幕上,以深部白质为主要部位,多数病灶邻近脑室。病灶形态多为团块状,较典型表现如同“握拳”者。位于胼胝体压部的病灶沿纤维走形,形如蝴蝶,颇具特征(图 6-20)。瘤周水肿的高信号不仅表示该部位脑间质水分增加,还有肿瘤细胞沿血管周围间隙浸润、播散的可能。另一特征为瘤周水肿与肿瘤体积不一致。多数肿瘤体积相对较大,具有较明显占位效应,但周边水肿相对轻微。非免疫功能低下者发生淋巴瘤时,瘤体内囊变、坏死少见。本病也可发生在中枢神经系统的其他部位,脑外累及部位包括颅骨、颅底、脊髓等。

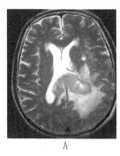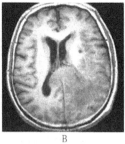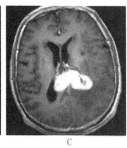

图 6-20　淋巴瘤

A、B.轴面 T_2WI 及 T_1WI 显示肿瘤位于胼胝体压部,累及双侧侧脑室枕角,周边可见水肿;
C.轴面增强 T_1WI 显示瘤体形似蝴蝶,强化明显,边界清楚

(三)鉴别诊断

中枢神经系统淋巴瘤的鉴别诊断主要包括以下疾病。

1.转移癌

转移癌多位于灰白质交界处,MRI 多为长 T_1、长 T_2 信号,而淋巴瘤多为低 T_1 或等 T_1、等 T_2 信号;注射对比剂后,转移癌呈结节状明显强化,病灶较大者常有中心坏死,而在淋巴瘤相对少见;转移癌周围水肿明显,一些患者有中枢神经系统以外的肿瘤病史。

2.胶质瘤

MRI 多为长 T_1、长 T_2 信号,浸润性生长特征明显,边界不清楚,某些类型胶质瘤(如少枝胶质细胞瘤)可有钙化,而中枢神经系统淋巴瘤很少钙化。胶质母细胞瘤强化多不规则,呈环形或分枝状。

3.脑膜瘤

脑膜瘤多位于脑表面邻近脑膜部位,形态类圆形,边界清楚,有周围灰质推挤征象。而在中枢神经系统的淋巴瘤,这种现象少见。脑膜瘤特征为 CT 显示高密度影,MRI 等 T_1、等 T_2 信号;注射对比剂后均匀强化,有硬脑膜增强"尾征"。

4.感染性病变

发病年龄相对年轻,部分有发热病史。MRI 增强扫描时,细菌性感染病变多为环状强化,多发性硬化多为斑块状强化。近年来 HIV 感染上升,由此引起的免疫功能低下型淋巴瘤增多,此淋巴瘤病灶常多发,环状强化多见,肿瘤中心坏死多见。

十一、垂体瘤

(一)临床表现与病理特征

垂体腺瘤是常见的良性肿瘤,起源于脑腺垂体,是脑外肿瘤,约占颅内肿瘤的10%。发病年龄为20~70岁,高峰在40~50岁,10岁以下罕见。临床症状包括占位效应所致的非特异性头痛、头晕、视力下降、视野障碍等。根据分泌的激素水平不同,可有不同的内分泌紊乱症状。垂体腺瘤表现为月经减少、闭经、泌乳等。促肾上腺皮质激素(ACTH)及促甲状腺激素(TSH)腺瘤对垂体正常功能影响最严重,引起肾上腺功能不全及继发甲状腺功能低下。生长激素(GH)腺瘤表现为肢端肥大症。部分患者临床表现不明显。

依据生物学行为,垂体腺瘤分为侵袭性垂体腺瘤和微腺瘤。垂体腺瘤生长突破包膜,并侵犯邻近的硬脑膜、视神经、骨质等结构时称为侵袭性垂体腺瘤。后者的组织学形态属于良性,而生物学特征却似恶性肿瘤,且其细胞形态大部分与微腺瘤无法区别。直径<10 mm者称为微腺瘤。

(二)MRI表现

肿块起自鞍内,T_1WI多呈中等或低信号,当有囊变、出血时呈更低或高信号。T_2WI多呈等或高信号,有囊变、出血时信号更高且不均匀。增强扫描时,除囊变、出血、钙化区外,肿瘤均有强化。

MRI显示垂体微腺瘤具有优势。诊断依据可参考:典型临床表现,实验室检查有相关内分泌异常;高场强3 mm薄层MRI示垂体内局限性信号异常(低、中信号为主);鞍底受压侵蚀、垂体柄偏移;垂体上缘局限性不对称性隆起、垂体高度异常。依据病灶部位,可对各种微腺瘤进行功能诊断。腺垂体内5种主要内分泌细胞通常按功能排列:分泌催乳素(PRL)和生长激素(GH)的细胞位于两侧,分泌TSH和促性腺激素的细胞位于中间;分泌ACTH的细胞主要在中间偏后部位。这种解剖关系与垂体腺瘤的发生率相符。注射Gd-DTPA后即刻扫描,微腺瘤的低信号与正常垂体组织对比明显,冠状面T_1WI显示更清晰(图6-21)。在动态增强扫描早期,肿瘤信号低于正常垂体信号,晚期信号强度则高于或等于正常垂体信号。

MRI可预测肿瘤侵袭与否。垂体腺瘤浸润性生长的指征包括:垂体腺瘤突破鞍底,向蝶窦内突出;海绵窦正常形态消失,边缘向外膨隆,海绵窦与肿瘤间无明显分界,在增强扫描早期见肿瘤强化等海绵窦受侵表现(图6-22);颈内动脉被包绕,管径缩小、变窄,或颈内动脉分支受累;斜坡骨质信号异常,边缘不光滑等表现。

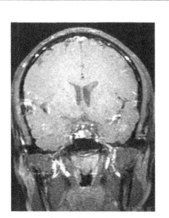

图 6-21　垂体微腺瘤

冠状面动态增强扫描 MRI 显示垂体膨隆,左侧强化延迟

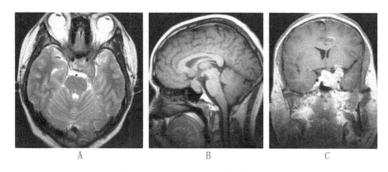

A   B   C

图 6-22　侵袭性垂体瘤

A.轴面 T_2WI 显示肿瘤为等 T_2 信号,累及左侧海绵窦;B.矢状面 T_1WI 显示肿瘤位于鞍内及鞍上,触及视交叉;C.冠状面增强 T_1WI 显示鞍底下陷,相邻结构受累

(三)鉴别诊断

绝大多数垂体大腺瘤具有典型 MRI 表现,可明确诊断。但鞍内颅咽管瘤及鞍上脑膜瘤与巨大侵袭性生长的垂体腺瘤有时鉴别较难。

1.颅咽管瘤

鞍内颅咽管瘤,或对来源于鞍内、鞍上不太明确时,以下征象有利于颅咽管瘤诊断:①MRI 显示囊性信号区,囊壁相对较薄,伴有或不伴有实质性部分;②CT显示半数以上囊壁伴蛋壳样钙化,或瘤内斑状钙化;③在 T_1WI 囊性部分呈现高信号,或含有高、低信号成分,而垂体腺瘤囊变部分为低信号区。

2.鞍上脑膜瘤

脑膜瘤在 MRI 信号强度及强化表现方面颇似垂体瘤。少数鞍上脑膜瘤可向鞍内延伸,长入视交叉池,与垂体瘤难以区分。以下 MRI 所见有利于脑膜瘤诊断:①显示平直状鞍隔,无"腰身征";②鞍结节或前床突有骨质改变;③肿瘤内存在流空信号,尤其是显示肿瘤内血管蒂,为脑膜瘤佐证。

十二、神经鞘瘤

(一)临床表现与病理特征

神经鞘瘤来源于神经鞘膜的施万细胞,是可以发生于人体任何部位的良性肿瘤,25%～45%在头颈部。脑神经发生的肿瘤中,以神经鞘瘤多见,以听神经、三叉神经发生率最高。颅后窝是第Ⅳ～Ⅻ对脑神经起源或脑神经出颅前经过的区域,脑神经肿瘤大部分发生于此。这些肿瘤的临床症状与相应脑神经的吻合性不高,肿瘤可能表现为其他脑神经和小脑的症状。仅从临床角度考虑,有时难以准确判断肿瘤的真正起源。

神经鞘瘤的病理特征是肿瘤于神经干偏心生长,有完整包膜,瘤内组织为黄色,质脆。生长过大时,瘤体可出现液化和囊变。瘤细胞主要是梭形施万细胞,按其排列方式分为 Antoni A 型和 Antoni B 型,以前者为主。

(二)MRI 表现

MRI 为颅后窝神经肿瘤检查的首选。大多数神经鞘瘤诊断不难。因为大多数肿瘤边界清楚,MRI 提示脑实质外肿瘤,且多数肿瘤为囊实性。神经鞘瘤 MRI 信号的特点:T_1WI 实性部分呈等或稍低信号,囊性部分呈低信号;T_2WI 实性部分呈稍高或高信号,囊性部分信号更高;增强扫描时,实性部分明显强化,囊性部分不强化,肿瘤整体多呈环状或不均匀强化(图 6-23)。1.5 cm 以下的鞘瘤可呈均匀实性改变,且与相应脑神经关系密切,有助于诊断。

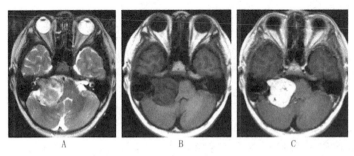

图 6-23　听神经瘤

A、B.轴面 T_2WI 及 T_1WI 显示肿瘤位于右侧桥小脑角区,呈等 T_1、混杂 T_2 信号,
形态不规则,右侧听神经明显增粗;C.轴面增强 T_1WI 显示肿瘤明显强化,边界清
楚,瘤内可见坏死灶

第三节　先天性心脏病

先天性心脏病是儿童最常见的心脏疾病,每年新增病例约 20 万人。长期以来,心血管造影是先天性心脏病诊断的"金标准",但它是有创性的,受对比剂剂量和投照体位限制,以及解剖结构有影像重叠问题。目前,无创性影像学检查方法(如超声心动图)已可完成大多数较为简单的先天性心脏病的诊断。多排螺旋CT 及高场强 MRI 心脏专用机的出现,使先天性心脏病的诊断有了突破性进展。心脏 MRI 较之多排螺旋 CT 具有无辐射、无严重对比剂反应的优势,成为先天性心脏病最佳的无创性检查技术之一。

一、房间隔缺损

房间隔缺损(atrial septal defect,ASD)是指因胚胎期原始房间隔发育、融合、吸收异常导致的房间孔残留。发病率占先天性心脏病的 12%～22%。

(一)临床表现与病理特征

ASD 早期可无症状,活动量也无明显变化。部分患儿发育缓慢,心慌气短,并易患呼吸道感染。青少年期逐渐形成肺动脉高压,随着肺动脉压力的逐步增高,可出现心房水平右向左分流,进而发展为 Eisenmenger 综合征,可出现发绀、咯血及活动后昏厥等症状。听诊于胸骨左缘 2～3 肋间可闻及 2～3 级收缩期吹风样杂音,肺动脉瓣区第二心音亢进。心电图示 P 波高尖,电轴右偏。

ASD 可分为Ⅰ孔型(也可称原发孔型,属于部分型心内膜垫缺损)和Ⅱ孔型(也称继发孔型)。Ⅱ孔型 ASD 为胚胎发育第 4 周时,原始第一房间隔吸收过度和(或)第二房间隔发育不良所导致的房间孔残留。根据发生部位可分为中央型(缺损位于房间隔中央卵圆窝处)、下腔型(缺损位于房间隔后下方与下腔静脉相延续)、上腔型(缺损位于房间隔后上方)及混合型(常为巨大缺损),以中央型最为常见,约占 75%。由于左房平均压[1.1～1.3 kPa(8～10 mmHg)]高于右房平均压[0.5～0.7 kPa(4～5 mmHg)],ASD 时即出现心房水平左向右分流,使右心房、右心室及肺动脉内血流量增加,右心房因容量负荷增加而增大,肺动脉增粗。

(二)MRI 表现

MRI 表现为房间隔的连续性中断。但因房间隔结构菲薄,黑血序列或常规

SE 序列受容积效应的影响,常不能明确诊断且容易漏诊。在亮血序列横轴面或垂直于房间隔的心室长轴位(即四腔位)可明确缺损的类型及大小,是显示 ASD 的最佳体位和序列。还可在薄层(以 3～5 mm 为宜)的心脏短轴像和冠状面显示 ASD 与腔静脉的关系,并确定 ASD 大小。其他征象包括继发的右心房增大、右室壁增厚及主肺动脉扩张(图 6-24)。

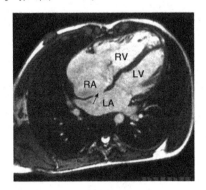

图 6-24　房间隔缺损

True FISP 亮血序列四腔心 MRI,箭头指示 RA 和 LA 之间的房
间隔信号连续性中断,右心房及右心室增大

(三)鉴别诊断

本病病理改变相对简单,只要扫描层面适当,对于具备 GRE 亮血序列的高场强 MR 设备,诊断不难。

二、室间隔缺损

室间隔缺损(ventricular septal defect,VSD)是指胚胎第 8 周,心室间隔发育不全或停滞,从而形成左、右心室间的异常交通。其占先天性心脏病的 20%～25%。

(一)临床表现与病理特征

患儿发育差,心悸、气短、易感冒及易发生肺内感染。听诊于胸骨左缘 3～4 肋间可闻及收缩期杂音,部分患儿心前区可触及收缩期震颤,心电图示双室肥厚。发生肺动脉高压后,肺动脉瓣区第二心音亢进、分裂,患儿活动后口唇、指、趾发绀。

VSD 分类方法较多,根据病理解剖并结合外科治疗实际,可分为三型。①漏斗部 VSD,可分为:干下型,位置较高,紧邻肺动脉瓣环,缺损上缘无肌组织,缺损在左室面位于主动脉右窦下方,易合并右瓣脱垂,造成主动脉瓣关闭不全。嵴内型,位于室上嵴内,与肺动脉瓣环之间有肌肉相隔。②膜周部 VSD,根据缺损累及范围可分为:嵴下型,缺损累及膜部和一部分室上嵴;单纯膜部缺损,缺损仅限于膜部室间隔,周边为纤维组织,缺损较小;隔瓣后型,位置较嵴下型更靠后,被三尖瓣隔瓣所覆盖,又称流入道型缺损。③肌部 VSD,可位于肌部室间隔的任何部位,靠近心尖者为多,部分为多发。

正常生理状态下,右心室内压力约为左心室内压力的 1/4。VSD 时,由于存在左右心室间巨大的压力差,即产生心室水平的左向右分流,致使左、右心室容量负荷增大,心腔扩大。分流所造成的肺循环血量增加使肺血管内阻力升高,血管内膜及中层增厚,使肺动脉及右心室压力逐渐升高,造成肺动脉高压。当右心室压力接近左心室压力时,心室水平即出现双向,甚至右向左为主的双向分流,患者出现发绀,即Eisenmenger综合征。

(二)MRI 表现

MRI 可直接显示 VSD 及其缺损大小和部位,并可对并发于不同类型 VSD 的主动脉瓣脱垂及膜部瘤等做出诊断。连续横轴面扫描是显示 VSD 大小、部位的基本体位。根据缺损类型,还可辅以其他体位,以更好地显示缺损形态,判断缺损的扩展方向。例如,隔瓣后 VSD 于四腔位显示最佳。干下型及嵴内型 VSD 若加做左室短轴位扫描,对显示缺损最为有利,同时还应行左心室双口位电影扫描,以判断是否并发主动脉瓣脱垂所造成的主动脉瓣关闭不全。而斜矢状面扫描有助于判断肺动脉根部下方有无室上嵴肌性结构的存在,是鉴别膜周部和嵴上型缺损的重要方法。此外,MRI 还可显示左、右心室腔扩大,室壁肥厚,主肺动脉扩张等间接征象(图 6-25)。

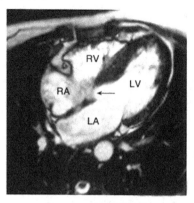

图 6-25　室间隔缺损

True FISP 亮血序列四腔心位 MRI,箭头指示室间隔连续性中断,右心房及右心室增大

(三)鉴别诊断

绝大多数单纯 VSD 只要按上述检查方法扫描,即可定性定位诊断。但 VSD 常与其他先天性心血管畸形形成复合畸形,或者构成复杂畸形的组成部分。此时判断是单纯 VSD 还是合并其他畸形,或是复杂心血管畸形,有赖于更为全面的磁共振检查,以及医师对先天性心脏病的理解及经验。

三、动脉导管未闭

动脉导管由胚胎左侧第六主动脉弓的背部发育演变而来,胎儿期为连接主动脉与肺动脉的正常血管结构。胎儿肺脏处于不张状态,肺动脉内血液经动脉导管流入主动脉完成胎儿的全身血液循环。动脉导管中层为弹力纤维结构,胎儿出生后,肺膨胀使肺血管床阻力下降,肺循环形成,动脉导管即开始收缩并逐渐闭锁,退化为动脉韧带。动脉导管绝大多数于半年内闭锁,少数可延迟至一年,持续不闭锁者即为动脉导管未闭(patent ductus arteriosus,PDA)。本病可单发,也可与 VSD、三尖瓣闭锁、主动脉弓缩窄等合并发生,更为主动脉弓离断的必要组成部分。PDA 的发病率占先天性心脏病的 12%～15%,男女比例约为1:3。

(一)临床表现与病理特征

在动脉导管管径较细,主-肺动脉间分流量少时,患儿可无明显临床症状。动脉导管管径粗,分流量大时,患儿可出现活动后心悸、气短及反复的呼吸道感染。听诊大多数患儿于胸骨左缘 2～3 肋间可闻及双期粗糙的连续性杂音,并可触及震颤,心电图示左室肥厚或双室肥厚。合并肺动脉高压时杂音常不典型,甚至无杂音,但肺动脉瓣区第二心音亢进明显,并可出现分界性发绀及杵状指。

动脉导管位于主动脉峡部的小弯侧与主肺动脉远端近分叉部之间。根据导管形态,一般分为四型:①管型,动脉导管的主动脉端与肺动脉端粗细基本相等,也可称圆柱型;②漏斗型,动脉导管的主动脉端粗大、扩张,而肺动脉端逐渐移行变细,呈漏斗状,此型最为常见;③缺损型,动脉导管甚短或无长度,状如缺损,也称窗型;④动脉瘤型,此型甚为少见,动脉导管如动脉瘤样扩张、膨大,考虑与动脉导管中层弹力纤维发育不良有关。

正常情况下,主动脉与肺动脉间存在着相当悬殊的压力差。PDA 时,体循环血液将通过未闭的动脉导管持续向肺循环分流,致使左心室容量负荷增加,导致左心室肥厚、扩张。长期的肺循环血流量增加将引起广泛肺小动脉的器质性改变,造成肺动脉压力进行性升高,右心室因阻力负荷增加而肥厚、扩张。当肺动脉压接近甚或超过主动脉压时,将出现双向或右向左为主的双向分流,此时临床上出现发绀,往往以分界性发绀(即下肢发绀更重)更为常见。

(二)MRI表现

黑血序列横轴面及左斜矢状面显示:主动脉峡部与左肺动脉起始部间经动脉导管直接连通。亮血序列显示动脉导管更敏感,对于细小或管状扭曲的动脉导管,可薄层(3～5 mm)扫描后逐层观察。心脏 MRI 可显示分流方向,并粗略估计分流量。3D-CE-MRA 可清晰显示动脉导管的形态,明确分型,测量动脉导管主动脉端及肺动脉端的径线。此外,横轴面 MRI 还可显示左心房室增大,升主动脉、主肺动脉及左、右肺动脉扩张等间接征象(图 6-26)。

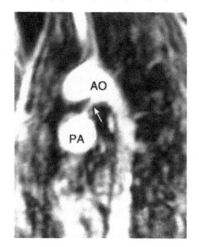

图 6-26　动脉导管未闭

CE MRA 经 MPR 斜矢状面重组图像,箭头显示主肺动脉远
端与主动脉弓降部间呈漏斗形之未闭动脉导管

(三)鉴别诊断

PDA 的 MRI 检查方法多样,综合使用可对该病做出明确诊断,不存在过多鉴别诊断问题。

四、心内膜垫缺损

心内膜垫缺损(complete endocardial cushion defect,ECD)亦称房室通道畸形,是由胚胎期腹背侧心内膜垫融合不全,原发孔房间隔发育停顿或吸收过多和室间孔持久存在所致的一组先天性心内复杂畸形群,包括原发孔 ASD 及室间隔膜部、二尖瓣前瓣、三尖瓣隔瓣的发育异常。发病率占先天性心脏病的

$0.9\% \sim 6.0\%$。

(一)临床表现与病理特征

患儿一般发育差,心悸、气短,易患呼吸道感染。胸骨左缘 $3 \sim 4$ 肋间可闻及3 级收缩期杂音,出现肺动脉瓣区第二心音亢进,大部分患儿心尖二尖瓣听诊区亦可闻及 3 级全收缩期杂音。心电图有较为特异性的表现,多为一度房室传导阻滞,P-R 间期延长,或右束支传导阻滞。

根据病理特征,ECD 一般分型如下:①部分型 ECD,Ⅰ孔型 ASD 合并不同程度的房室瓣断裂,房室瓣环下移,二尖瓣、三尖瓣均直接附着在室间隔上,瓣下无 VSD;②完全型 ECD,Ⅰ孔型 ASD,房室瓣完全断裂,左右断裂的房室瓣形成前共瓣及后共瓣,前、后共瓣不附着于室间隔而是形成漂浮瓣叶,以腱索与室间隔相连,瓣下有 VSD;③过渡型 ECD,介于部分型和完全型之间,房室瓣部分直接附着,部分借腱索附着于室间隔上,瓣下只有很小的 VSD;④心内膜垫型VSD,包括左室右房通道及心内膜垫型 VSD。

ECD 是由心内膜垫发育异常所致的一系列心内复合畸形。病理改变不同,血流动力学改变也不同。单纯Ⅰ孔型 ASD 的临床表现与Ⅱ孔型 ASD 大致相同,而完全型 ECD 则会因房室间隔缺损及共同房室瓣关闭不全造成严重的肺循环高压,进而导致心力衰竭。

(二)MRI 表现

亮血序列横轴面或四腔位 MRI 显示房间隔下部连续性中断(即Ⅰ孔型ASD),缺损无下缘,直抵房室瓣环。二尖瓣前叶下移,左室流出道狭长。完全型ECD 表现为十字交叉消失,左、右房室瓣环融成一体,形成一共同房室瓣,其上为Ⅰ孔型 ASD,其下为膜部 VSD。左室-右房通道则表现为左室、右房直接相通。间接征象包括以右心房增大为主的全心扩大、右心壁增厚、中心肺动脉扩张等。心脏 MRI 显示房室瓣区异常反流信号(图 6-27)。

(三)鉴别诊断

表现为单纯Ⅰ孔型 ASD 的部分型 ECD 应与Ⅱ孔型 ASD 鉴别。掌握两型ASD 的发生部位,鉴别不难。

五、先天性肺动脉狭窄

先天性肺动脉狭窄(pulmonary stenosis,PS)甚为常见,占先天性心脏病的$10\% \sim 18\%$,居第四位。

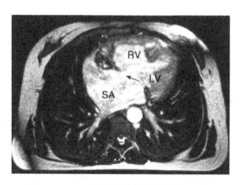

图 6-27　心内膜垫缺损(合并单心房)

True FISP 序列横轴面亮血图像,显示心脏十字交叉结构消失,房间隔缺如,左、右房室瓣融合为共同大瓣(该病例房间隔完全缺如,为单心房 SA)

(一)临床表现与病理特征

轻度至中度狭窄患儿,早期并无临床症状。常在体检时发现杂音进而做出诊断。随着年龄增长可逐渐出现运动后心悸、气短等症状。重度狭窄者早期即可出现上述症状,伴卵圆孔未闭者可出现活动后发绀。听诊于胸骨左缘 2～3 肋间肺动脉瓣听诊区可闻及收缩期喷射状杂音,可伴震颤,肺动脉瓣区第二心音减弱或消失。心电图呈右心室肥厚改变,三尖瓣关闭不全时伴右心房扩大。

PS 根据狭窄部位不同可分为四型:①瓣膜型狭窄,最为常见,约占先天性心脏病的 10％。瓣膜在交界处融合成圆锥状,向肺动脉内凸出,中心为圆形或不规则形瓣口。瓣膜增厚,瓣口处显著。瓣叶多为 3 个,少数为 2 个。漏斗部正常或因心肌肥厚造成继发狭窄,肺动脉主干有不同程度的狭窄后扩张。部分患儿可有瓣膜及瓣环发育不全,表现为瓣环小,瓣叶僵硬、发育不全。常合并 ASD、VSD、PDA 等。②瓣下型狭窄,单纯瓣下型狭窄即漏斗部狭窄较为少见,可分为隔膜型狭窄和管状狭窄。前者表现为边缘增厚的纤维内膜,常在漏斗部下方形成纤维环或膜状狭窄;后者由右室室上嵴及壁束肌肥厚形成,常合并心内膜纤维硬化。③瓣上型狭窄,可累及肺动脉干、肺动脉及其分支,单发或多发。占先天性心脏病的 2％～4％。半数以上病例合并间隔缺损、PDA 等其他畸形。④混合型狭窄,上述类型并存,以肺动脉瓣狭窄合并漏斗部狭窄常见。

肺动脉的狭窄导致右心系统排血受阻,右心室阻力负荷增大,右心室压力增高,右心室肥厚。轻、中度狭窄病例通常不影响其心排出量。重度狭窄患儿心排出量下降,肺血流量减少。重症病例由于右心室压力增高,右心室肥厚,顺应性下降,继而三尖瓣关闭不全,右心房压力增高,伴有卵圆孔时即可出现心房水平右向左分流。

(二)MRI 表现

黑血及亮血序列轴面、斜冠状面和左前斜垂直室间隔心室短轴像可显示右室流出道、主肺动脉、肺动脉主干的狭窄部位、程度和累及长度。单纯瓣膜狭窄时可见主肺动脉的狭窄后扩张。心脏 MRI 可显示肺动脉瓣环发育情况、瓣叶数量及狭窄程度,可见与心血管造影表现相似的、粘连的瓣口开放受限形成的"圆顶"征及低信号血流喷射征。3D-CE-MRA 不仅可直接显示右室流出道,测量中心肺动脉狭窄程度,还可通过重组图像逐一显示段级以上周围肺动脉狭窄,其评价肺动脉发育情况的能力已接近传统的心血管造影(图 6-28)。

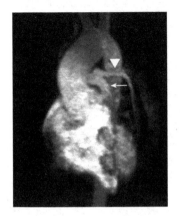

图 6-28　先天性肺动脉狭窄

CE MRA 后 MIP 重组正面观,显示肺动脉瓣环、主肺动脉及左肺动脉重度狭窄,

长箭头所指为主肺动脉,短箭头所指为左肺动脉

(三)鉴别诊断

MRI 可做出准确的分型诊断并评估病变的严重程度,还可显示并发畸形,是诊断本病最有效的无创性检查手段,一般不存在过多的鉴别诊断。

六、法洛四联症

法洛四联症(tetralogy of Fallot,TOF)是最常见的导致发绀的疾病,属于先天性心脏病,占先天性心脏病的12%～14%。该病属于圆锥动脉干的发育畸形,为圆锥动脉干分隔、旋转异常及圆锥间隔与窦部室间隔对合不良所致。Fallot于 1898 年首先对其病理解剖及临床特征进行了系统的阐述,故该病以其姓氏命名。

(一)临床表现与病理特征

患儿出生半年内即出现发绀,气促,喜蹲踞,好发肺内炎症。重症者活动后缺氧、昏厥。查体见杵状指(趾),听诊于胸骨左缘 2~4 肋间可闻及较响亮的收缩期杂音,胸前区可触及震颤,肺动脉瓣区第二心音明显减弱,心电图示右心室肥厚。

TOF 包括 4 种畸形。①肺动脉狭窄:本病均有漏斗部狭窄,并以漏斗部并肺动脉瓣狭窄常见,还可出现肺动脉瓣上狭窄、主肺动脉干发育不全及左右肺动脉分叉部狭窄。漏斗部狭窄常较局限,严重者形成纤维环状漏斗口,其与肺动脉瓣间可形成大小不等的第三心室,有时漏斗部弥漫狭窄呈管状。瓣膜狭窄表现为瓣膜的融合、粘连,成人患者瓣膜增厚,可有钙化及赘生物。约半数以上患者肺动脉瓣为二瓣畸形,瓣叶冗长。②高位 VSD:TOF 的 VSD 有两种类型,第一种最常见,占 90% 以上,是在圆锥动脉干发育较好、漏斗部形态完整的情况下,因胚胎发育时圆锥间隔前移与窦部室间隔对合不良所致。缺损位于室上嵴下方,为嵴下型 VSD。第二种为肺动脉圆锥的重度发育不良,造成漏斗部间隔部分缺如,形成漏斗部 VSD,缺损还可位于肺动脉瓣下,形成干下型 VSD。③主动脉骑跨:主动脉根部向前、向右方移位造成主动脉骑跨于 VSD 上方,但主动脉与二尖瓣前叶间仍存在纤维联系。骑跨一般为轻至中度,一般不超过 75%。④右心室肥厚:为 VSD 及肺动脉瓣狭窄的继发改变,肥厚程度超过左心室。卵圆孔未闭与Ⅱ孔型 ASD 是 TOF 最常见的并发畸形,发生率在 60%~90%。此外,约30%的患者合并右位主动脉弓及右位降主动脉,头臂动脉呈镜面型,部分病例合并永存左上腔静脉和 PDA。

本病的 VSD 一般较大,因此左、右心室内压力接近。肺动脉狭窄造成的右心室排血受阻是心室水平右向左分流、体循环血氧饱和度下降及肺动脉内血流量减少等血流动力学异常的根本原因。肺动脉狭窄越重,肺血流量越少,右向左分流量越大,右心室肥厚越重。

(二)MRI 表现

横轴面和斜冠状面黑血、亮血 MRI,结合心脏 MRI 可显示右室漏斗部及肺动脉瓣,并观察肺动脉瓣环、主肺动脉及左、右肺动脉起始部的发育情况。横轴面、四腔心黑血、亮血 MRI 可观察高位 VSD 的大小和部位,判断右心室壁肥厚的程度,薄层扫描可观察并存的肌部小 VSD。横轴面和心室短轴像可显示升主动脉扩张,判断主动脉骑跨程度。此外,3D-CE-MRA 重组图像可直观显示两大动脉的空间关系,包括主肺动脉及左、右肺动脉主干与分支的发育情况和狭窄程度(图 6-29)。

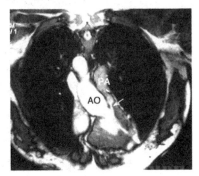

图 6-29　法洛四联症

电影 MRI 斜横轴面,显示右室流出道、肺动脉瓣环及瓣上重度狭窄,右心室肥厚

(三)鉴别诊断

本病主动脉骑跨程度较大时,应与经典的右室双出口鉴别。此时应在垂直室间隔流出道的左室长轴位(即左室双口位)扫描亮血 MRI 或心脏 MRI,以确定主动脉窦与二尖瓣前叶之间是否存在纤维连接,并以此除外法洛四联症型右室双出口。

七、完全型大动脉错位

完全型大动脉错位(complete transposition of great arteries,TGA)属于先天性心脏病之一,常引起婴幼儿早期死亡。约占先天性心脏病的 8%。

(一)临床表现与病理特征

该病以生后重度发绀、气促和早期发生心力衰竭为临床特征。生后半年几乎所有病例发生杵状指(趾)。听诊肺动脉瓣区第二心音亢进,合并 VSD 的病例胸骨左缘下部可闻及收缩期杂音。心电图表现为左、右心室肥厚或双心室肥厚。

TGA 为胚胎早期圆锥部旋转和吸收异常所致的大动脉起始部畸形。其胚胎学基础是主动脉下圆锥保留,肺动脉下圆锥吸收,以及与正常方向相反的圆锥逆向旋转形成的房室连接相适应情况下(即右、左心房分别与右、左心室连接),主动脉和肺动脉分别起自形态学的右和左心室,即心室与大动脉连接不相适应。主动脉瓣及瓣下圆锥向前上方旋转移动,肺动脉瓣口后下方移动,使主动脉位于肺动脉前方。根据旋转程度不同,主动脉位于肺动脉右前方者形成右位型异位(约占 60%),主动脉位于肺动脉左前方者则形成左位型异位(约占 40%)。

由于 TGA 表现为心房与心室间的相适应连接,以及心室与大动脉间的不相适应连接(即接受回心体循环血液的右心室发出主动脉,接受氧合肺静脉血的左心室发出肺动脉),所以体、肺循环形成两个相互隔绝的循环系统。因无氧合血液供应心、脑、肾等脏器,生后必然伴有体、肺循环间的分流通道,如 VSD、ASD、卵圆孔未闭及 PDA 等,以维持生命。因全身各器官均严重缺氧,使心排血量增大,心脏负荷加重,心脏增大及心力衰竭发生较早。

根据并存畸形及临床特点,该病分为两型:①单纯 TGA,占 1/2 左右。室间隔完整,体、肺循环借助卵圆孔未闭或 ASD、PDA 沟通。患儿低氧血症严重,大部分早期夭亡。②合并 VSD 的 TGA。VSD 大小不一,约 1/3 为小 VSD,此时体、肺循环仍主要借助卵圆孔未闭或 ASD、PDA 沟通,患者多早期夭折。大VSD 可发生于膜周部、嵴上内或肌部室间隔(常为多发)。约 5% 合并肺动脉瓣或瓣下狭窄,还可合并肺动脉瓣和肺动脉发育不全,少数病例合并 ECD。

(二)MRI 表现

MRI 诊断的关键在于明确两大动脉的空间位置关系及其与左、右心室的连接关系。MRI 可显示心内细微解剖结构,因此可依据左、右心室的形态特征判断与主、肺动脉相连接者是否为解剖学的右心室及左心室,再通过 MRI 所显示的左、右心房形态特征判断房室间是否为相适应连接,并明确房室的位置关系。

心脏各房室的 MRI 判断标准如下:右心室,肌小梁粗糙,存在肌性流出道。左心室,肌小梁细腻光滑,无肌性流出道。右心房,其右心耳呈基底宽大的钝三角形,梳状肌结构多且明显。左心房,其左心耳狭长呈拇指状,形态较不规则。此外,无其他心内畸形时也可根据腔静脉与右心房连接、肺静脉与左心房相连参考判定左、右心房。

黑血及亮血 MRI 标准横轴面,结合冠状面、矢状面 MRI 为基本观察层面,可以显示两大动脉与左、右心室的连接异常及相适应的房室连接,并判断主动脉瓣下的肌性流出道及肺动脉瓣与二尖瓣前叶的纤维连接。此外,四腔位可明确显示并存的房、室间隔缺损,3D-CE-MRA 可显示并存的 PDA。心脏 MRI可显示缺损大小、位置、血流方向及是否并存肺动脉狭窄,并进行心功能评价(图 6-30)。

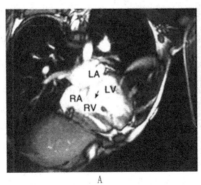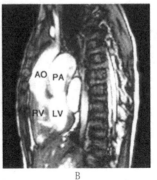

A   B

图 6-30　完全型大动脉错位

A.True FISP 亮血序列四腔心层面显示房室连接关系正常,箭头显示室间隔缺损

B.主动脉与右心室连接,位于前方,肺动脉与左心室连接,位于后方

(三)鉴别诊断

MRI 可明确诊断本病。充分显示各种解剖畸形后,一般无过多的鉴别诊断。

第四节　子宫内膜异位症

当具有生长功能的子宫内膜组织出现在子宫腔被覆黏膜以外的部位时,称子宫内膜异位症。异位的子宫内膜虽可生长在远离子宫的部位,但绝大多数病变出现在盆腔生殖器官和邻近器官的腹膜面,故临床常称为盆腔子宫内膜异位症。当子宫内膜出现和生长在子宫肌层时,称为子宫腺肌病。

子宫内膜异位症的主要病理变化为异位内膜随卵巢激素的变化而发生周期性出血,伴有周围纤维组织增生和粘连形成,以致在病变区出现紫色斑点或小泡,最后发展成为大小不等的紫蓝色实质结节。卵巢是子宫内膜异位症的最常见部位,约80%的病变累及一侧卵巢,双侧卵巢同时波及者约占50%。卵巢内的异位内膜反复出血,形成单个或多个囊肿,但以单个多见,囊内含暗褐色黏糊状陈旧血,状似巧克力液体。囊肿大小不一,直径在 5～6 cm,由于后期囊肿内出血增多,囊腔内压力升高,囊壁可出现小的裂隙并有少量血液渗漏到卵巢表面,但裂隙随即被漏出物引起的腹膜局部炎性反应和组织纤维化所闭合。因此,卵巢与周围器官或组织紧密粘连是卵巢子宫内膜异位症的临床特征之一,借此有助于与其他出血性卵巢囊肿鉴别。

此外,宫骶韧带、直肠子宫陷凹和子宫后壁下段,这些部位处于盆腔后部较低处,也是子宫内膜异位症的好发部位。

一、主要临床表现

痛经和持续下腹痛,伴月经失调、不孕是其主要表现,盆腔检查可见盆腔内有触痛性结节或子宫旁有不活动的囊性包块。此外,子宫内膜异位症的血清CA125值可能升高,但一般不超过 $200~\mu g/mL$,腹腔镜检查是目前诊断子宫内膜异位症的最佳方法。

二、MRI检查主要表现

一侧或双侧卵巢单囊或多囊影,由于囊肿反复出血及渗漏,在大囊肿周围常伴有小的囊肿,呈“卫星囊”改变。

囊内血液可呈:①T_1WI 为高信号,T_2WI 为低信号。②T_1WI 及 T_2WI 均为高信号。③T_1WI 和 T_2WI 均为混杂信号。

囊肿边界可清楚,也可有粘连。

三、鉴别诊断

(一)卵巢恶性肿瘤

病情进展快,多为混合性包块,腹水常见。

(二)盆腔炎性包块

以往多有急性盆腔炎症和反复感染发作史,不但在经期疼痛,平时也有腹痛,抗感染治疗有效。MRI检查可见输卵管、卵巢粘连成团及多房性肿块,与周围腹膜边界不清。与子宫内膜异位症易混淆。

参考文献

[1] 索峰.现代医学影像诊断与临床[M].长春:吉林科学技术出版社,2019.

[2] 蒋大卫.医学影像诊断常规[M].长春:吉林科学技术出版社,2020.

[3] 张志强.当代影像诊断学[M].长春:吉林科学技术出版社,2019.

[4] 谢明星,梁萍,李彩娟.医学影像超声学[M].北京:科学出版社,2020.

[5] 汪联辉,宋春元,吴江.分子影像与精准诊断[M].上海:上海交通大学出版社,2020.

[6] 于广会,肖成明.医学影像诊断学[M].北京:中国医药科技出版社,2020.

[7] 曹阳.医学影像检查技术[M].北京:中国医药科技出版社,2020.

[8] 凌寿佳.医学影像技术与诊断[M].北京:科学技术文献出版社,2020.

[9] 卞磊.临床医学影像学[M].北京:中国大百科全书出版社,2020.

[10] 翟瑞桥.实用影像诊断与临床应用[M].长春:吉林科学技术出版社,2019.

[11] 马林.医学影像诊断与新技术应用 第2版[M].长春:吉林科学技术出版社,2019.

[12] 杜立新.精编影像技术与诊断[M].昆明:云南科技出版社,2020.

[13] 刘玉银,乔嘉斌,孙鲁伟.普外科与影像诊断[M].长春:吉林科学技术出版社,2019.

[14] 时长军.现代影像技术[M].哈尔滨:黑龙江科学技术出版社,2020.

[15] 张洪涛.现代影像诊断与鉴别[M].北京:科学技术文献出版社,2020.

[16] 谢强.临床医学影像学[M].昆明:云南科技出版社,2020.

[17] 杜辰.现代影像指南[M].北京:中国纺织出版社,2020.

[18] 袁明远.心血管影像学测量[M].上海:复旦大学出版社,2020.

[19] 葛郁荣,李莎,闫继栋.医学影像新解[M].北京:中医古籍出版社,2020.

[20] 王伟.实用医学影像诊断[M].北京:科学技术文献出版社,2020.

[21] 侯黎伟.实用医学影像与检验[M].长春:吉林科学技术出版社,2020.

[22] 张志强.临床常见疾病影像诊断[M].北京/西安:世界图书出版公司,2020.

[23] 赵曙光.临床常见疾病影像诊断[M].北京:科学技术文献出版社,2020.

[24] 蒋兴.常用影像学诊断技术[M].北京:中国纺织出版社,2020.

[25] 张举.实用临床影像诊断学 下 第 2 版[M].长春:吉林科学技术出版社,2019.

[26] 荆彦平,骆宾.中枢神经影像诊断学[M].郑州:郑州大学出版社,2020.

[27] 张晓玲.实用医学影像诊断学[M].沈阳:沈阳出版社,2020.

[28] 汪云.现代影像诊断学精粹[M].上海:上海交通大学出版社,2020.

[29] 王翔,张树桐.影像学诊断速查手册[M].郑州:河南科学技术出版社,2020.

[30] 菅吉华.临床疾病影像诊断[M].长春:吉林科学技术出版社,2019.

[31] 郑娜.实用临床医学影像诊断[M].青岛:中国海洋大学出版社,2020.

[32] 王宝剑.医学影像技术与临床诊断[M].哈尔滨:黑龙江科学技术出版社,2020.

[33] 赵常花.实用影像检查操作技术[M].长春:吉林科学技术出版社,2020.

[34] 刘德华.临床影像诊断与介入应用[M].哈尔滨:黑龙江科学技术出版社,2020.

[35] 冯友珍.现代临床影像诊断精粹 第 2 版 上[M].长春:吉林科学技术出版社,2019.

[36] 姜涵文,郭林,金刚.卵巢恶性肿瘤的影像学诊断进展[J].疑难病杂志,2020,19(1):105-108.

[37] 冯军.子宫内膜异位症的影像学诊断[J].医药界,2020,(2):112-113.

[38] 周艳,强金伟.输卵管积液的影像学诊断进展[J].中国医学计算机成像杂志,2020,26(1):89-92.

[39] 杜娟娟,李增晖,刘威.急性胰腺炎病程的动态变化及影像学评价[J].国际医学放射学杂志,2021,44(3):303-309.

[40] 詹腾辉,郭平凡.先天性血管畸形的影像学诊断[J].中华血管外科杂志,2020,5(2):76-79.